回陽妙方
四逆湯

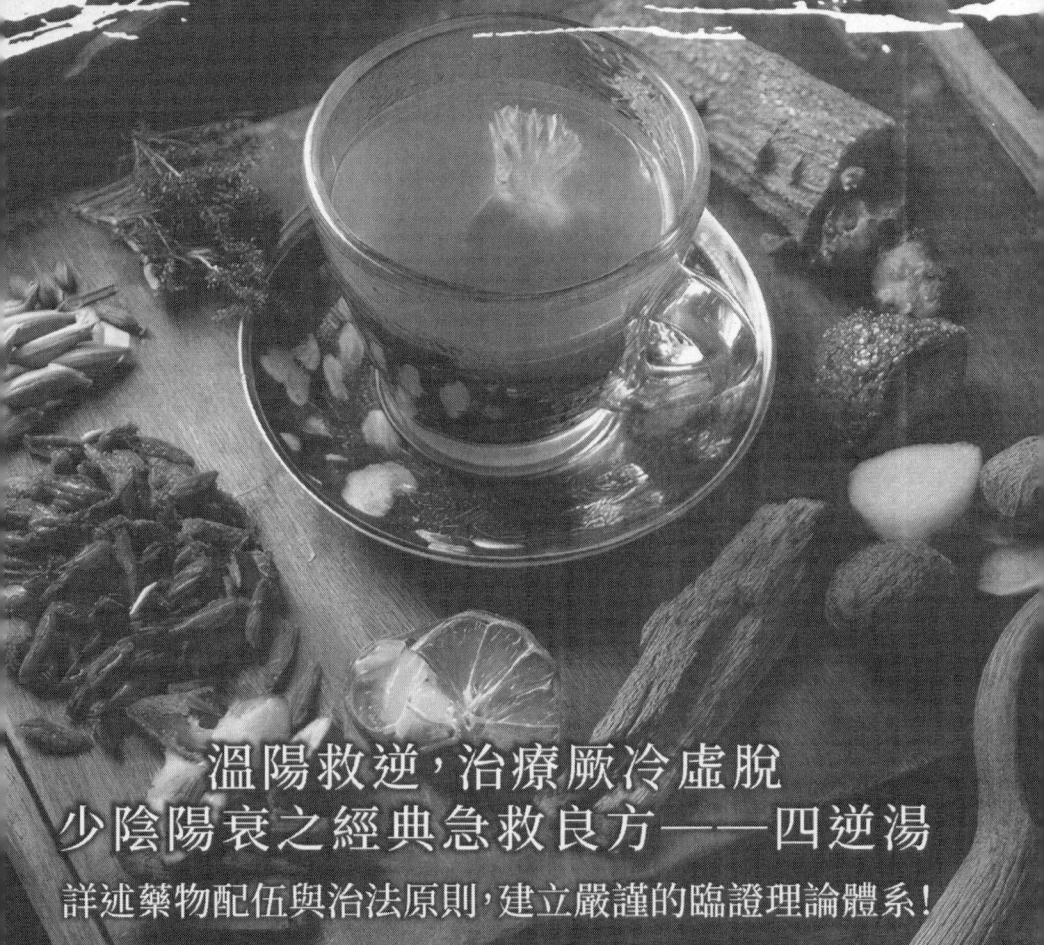

楊建宇
楊志敏　主編
鄭佳新

溫陽救逆，治療厥冷虛脫
少陰陽衰之經典急救良方——四逆湯
詳述藥物配伍與治法原則，建立嚴謹的臨證理論體系！

目錄

上篇　經典溫習
第一章　方劑概述與歷史源流 …………………… 007
第二章　臨床藥理基礎解析 ……………………… 051
第三章　經方源流與理論架構 …………………… 071

中篇　臨證新論
第一章　四逆湯臨床應用概論 …………………… 089
第二章　臨證辨證與治法思維 …………………… 109
第三章　臨床分科應用解析 ……………………… 125

下篇　現代研究
第一章　實驗室研究與藥效探討 ………………… 207
第二章　經方現代應用與拓展研究 ……………… 231

參考文獻

目錄

上篇
經典溫習

　　本篇分三個部分對四逆湯進行論述：第一章第一節溯本求源部分從經方出處、方名釋義、藥物組成、使用方法、方歌等方面對其進行系統整理；第二節經方集注選取歷代醫家對經方的代表性闡釋；第三節類方簡析對臨床中較常用的四逆湯類方進行簡要分析。第二章對組成四逆湯的主要藥物的功效與主治，以及作用機制進行闡釋，對四逆湯的功效進行剖析。第三章對四逆湯的源流進行整理，對古代醫家方論和現代醫家方論進行論述。

上篇　經典溫習

第一章

方劑概述與歷史源流

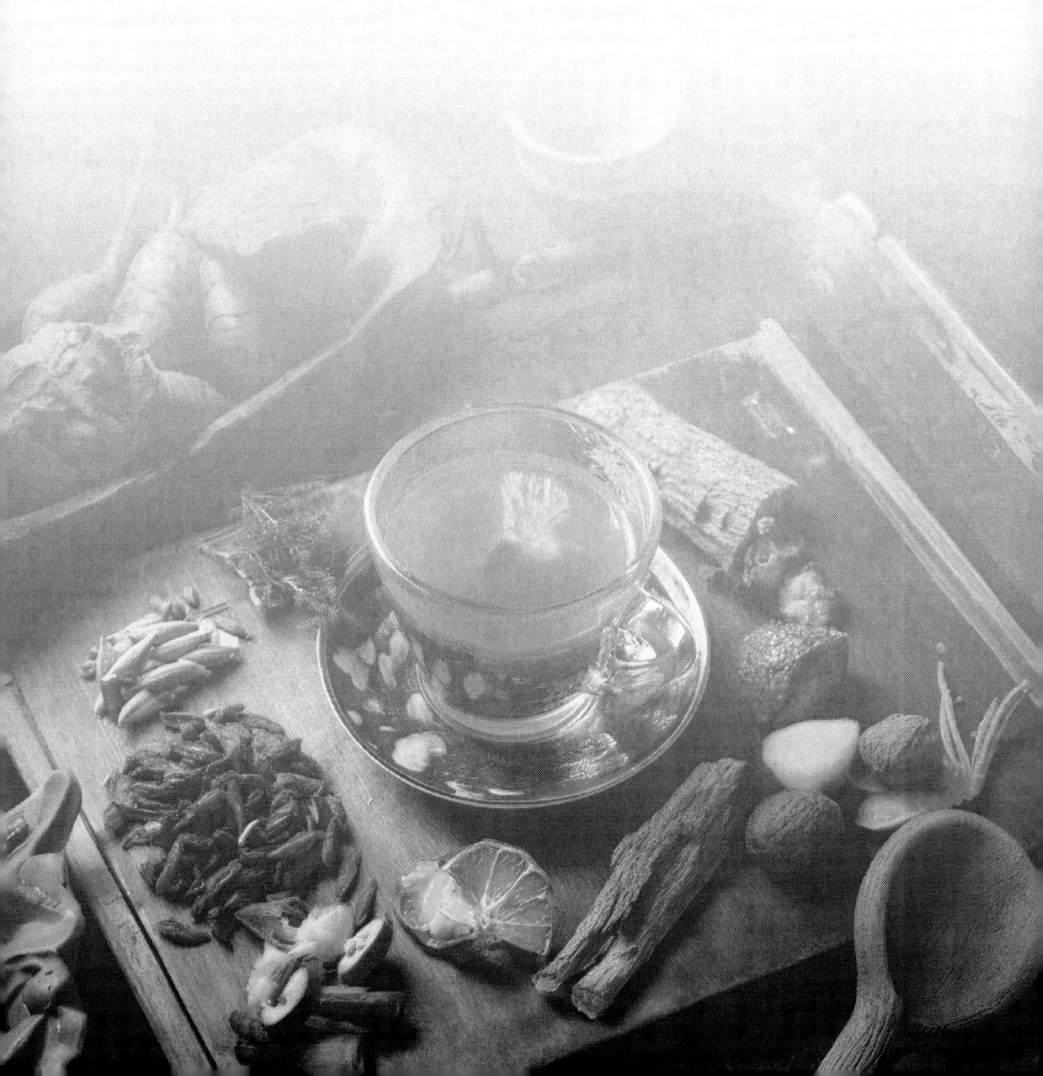

第一節　溯本求源

一、經方出處

《傷寒論》

1. 傷寒脈浮，自汗出，小便數，心煩，微惡寒，腳攣急，反與桂枝，欲攻其表，此誤也，得之便厥。咽中乾，煩躁，吐逆者，作甘草乾薑湯與之，以復其陽。若厥愈足溫者，更作芍藥甘草湯與之，其腳即伸。若胃氣不和譫語者，少與調胃承氣湯。若重發汗，復加燒針者，四逆湯主之。（29）

2. 傷寒，醫下之，續得下利，清穀不止，身疼痛者，急當救裏；後身疼痛，清便自調者，急當救表。救裏宜四逆湯，救表宜桂枝湯。（91）

3. 病發熱頭痛，脈反沉，若不差，身體疼痛，當救其裏，四逆湯方。（92）

4. 脈浮而遲，表熱裏寒，下利清穀者，四逆湯主之。（225）

5. 自利不渴者，屬太陰，以其臟有寒故也，當溫之，宜服四逆輩。（277）

6. 少陰病，脈沉者，急溫之，宜四逆湯。（323）

7. 少陰病，飲食入口則吐，心中溫溫欲吐，復不能吐。始得之，手足寒，脈弦遲者，此胸中實，不可下也，當吐之。若

膈上有寒飲，乾嘔者，不可吐也，當溫之，宜四逆湯。(324)

8. 大汗出，熱不去，內拘急，四肢疼，又下利厥逆而惡寒者，四逆湯主之。(353)

9. 大汗，若大下利，而厥冷者，四逆湯主之。(354)

10. 下利腹脹滿，身體疼痛者，先溫其裏，乃攻其表。溫裏宜四逆湯，攻表宜桂枝湯。(372)

11. 嘔而脈弱，小便復利，身有微熱，見厥者難治，四逆湯主之。(377)

12. 吐利汗出，發熱惡寒，四肢拘急，手足厥冷者，四逆湯主之。(388)

13. 既吐且利，小便復利，而大汗出，下利清穀，內寒外熱，脈微欲絕者，四逆湯主之。(389)

二、方名釋義

《傷寒論》以「四肢逆冷」為主症，以「四逆」命名的三類方──四逆湯及其類方、四逆散、當歸四逆湯，各證的病因病機雖不同，但本質均為「陰陽之氣不相順接」，亦即表裏之氣不相順接。故透過回陽救逆、行氣透鬱、養血溫經三種不同治療，最終均達到恢復陰陽之氣平衡的目的。

四逆，指四肢逆冷，手足厥冷是一個臨床症狀，主要表現為患者自覺手足冰冷，異於常人，他人撫之亦有冰冷之感。在

上篇　經典溫習

臨床上，手足厥冷既可見於以此為主症的一些獨立疾病，也可發生於許多疾病發展至嚴重階段，出現手足厥冷、面色蒼白等一系列危重徵象時。

四逆湯是回陽救逆的代表方，主治陽氣衰微、陰寒內盛，症候表現主要有四肢厥冷、惡寒蜷臥、精神萎靡、吐利腹痛、脈沉細微，甚至脈微欲絕等一派陽衰陰盛之候，此既可見於各種慢性病惡化加重發展到衰竭階段，亦可是多種急性病病情發展迅速，正不敵邪的危重狀態，病因各異，病機相同。其中四肢逆冷、蒼白甚至青紫是其特徵性表現，也是本湯證與其他溫陽散寒湯證的主要鑑別點。陽衰陰盛，病情危重，當急予溫陽散寒，救逆，故以大辛大熱之附子（生用）、乾薑大劑溫陽，單刀直入，以圖挽救衰敗之虛陽，配甘平性緩之甘草調和藥性，既防剛烈太過，亦表現陰中求陽、陰陽調和的平衡觀。成無己曰：「四逆者，四肢逆而不溫也，四肢者，諸陽之本，陽氣不足，陰寒加之，陽氣不相順接，是致手足不溫，而成四逆，此湯申發陽氣，卻散陰寒，溫經暖肌，是以四逆名之。」

通脈四逆湯藥味同四逆湯，而薑附用量更大，其溫通之性、破陰回陽之力較四逆湯更強。

通脈四逆加豬膽汁湯則是在回陽的同時兼以益陰，並有反佐之意，引陽藥入陰。

白通湯為四逆湯去甘草加蔥白構成，其主治病熱更急，證情更危，挽回浮越之虛陽只在頃刻之間，故仲景只用附、薑、

蔥三味純陽之品，強力破陰回陽，宣通上下，以求奪一線生機。

白通加豬膽汁湯意同通脈四逆加豬膽汁湯，加入苦寒之豬膽汁、鹹寒之人尿以變理陰陽藥性，益陰助陽。

四逆加人參湯則用於不僅陽虛陰盛，復加氣血耗脫之證，故以四逆回陽，再合人參大補氣血，挽救陰竭陽亡。

茯苓四逆湯為四逆湯加人參、茯苓而成，證屬陰陽俱損，水氣內停，透過益陰助陽，補氣行水而治厥逆，症候表現除四肢厥逆外當還見有浮腫、少尿、煩躁等。

總之，以上七方均為陽衰陰盛所設，病勢急，病情重，必予功專力效之回陽重劑，以救厥逆，若救治得當，陽氣得回，陰寒得散，則手足逆冷等諸多危候可緩。諸方之中，四逆湯為基本方，其他幾方均可視為四逆湯之加減方，依據陰寒盛衰之程度而論。

三、藥物組成

甘草二兩（炙），乾薑一兩半，附子一枚（生用，去皮，破八片）。

四、使用方法

上三味，以水三升，煮取一升二合，去滓，分溫再服。強人可大附子一枚，乾薑三兩。

五、方歌

生附一枚兩半薑，草須二兩少陰方，

建功薑附如良將，將將從容藉草匡。（《長沙方歌括》）

第二節　經方集注

傷寒脈浮，自汗出，小便數，心煩，微惡寒，腳攣急，反與桂枝，欲攻其表，此誤也，得之便厥。咽中乾，煩躁，吐逆者，作甘草乾薑湯與之，以復其陽。若厥愈足溫者，更作芍藥甘草湯與之，其腳即伸。若胃氣不和譫語者，少與調胃承氣湯。若重發汗，復加燒針者，四逆湯主之。(29)

成無己

脈浮，自汗出，小便數而惡寒者，陽氣不足也。心煩、腳攣急者，陰氣不足也。陰陽血氣俱虛，則不可發汗，若與桂枝湯攻表，則又損陽氣，故為誤也，得之便厥。咽中乾，煩躁吐逆者，先作甘草乾薑湯，復其陽氣，得厥愈足溫，乃與芍藥甘草湯，益其陰血，則腳脛得伸。陰陽雖復，其有胃躁、譫語，少與調胃承氣湯，微溏，以和其胃。重發汗為亡陽，加燒針則損陰，《內經》曰：榮氣微者，加燒針則血不流行，重發汗，復燒針，是陰陽之氣大虛，四逆湯以復陰陽之氣。（《注解傷寒論》）

喻嘉言

　　此段辨證用法最精、最詳，從前不得其解，今特明之。脈浮、自汗固是在表之風邪，而小便數、心煩則邪又在裏，加以微惡寒，則在裏為寒邪，更加腳攣急，則寒邪頗重矣。乃用桂枝獨治其表，則陽愈虛，陰愈無制，故得之便厥也。桂枝且誤，麻黃更可知矣，大青龍更可知矣。陰寒內凝，總無攻表之理也。甘草乾薑湯復其陽者，即所以散其寒也。厥愈足溫，不但不必治寒，且慮前之辛熱有傷其陰，而足攣轉錮，故隨用芍藥、甘草以和陰，而伸其腳。設胃氣不和而譫語，則胃中津液亦為辛熱所耗，故少與調胃承氣湯以和胃，而止其譫，多與則為下，而非和矣。若不知此證之不可汗，而重發其汗，復加燒針，則陽之虛者必造於亡，陰之無制者，必至犯上無等。此則用四逆湯以回其陽，尚恐不勝，況可兼陰為治乎。（《尚論篇》）

柯琴

　　若重發汗，復加燒針者，四逆湯主之。重發汗而病不解，則不當汗矣。復加燒針，以迫其汗，寒氣內侵，當救其裏。燒針後疑有脫文。（《傷寒來蘇集》）

　　傷寒，醫下之，續得下利，清穀不止，身疼痛者，急當救裏；後身疼痛，清便自調者，急當救表。救裏宜四逆湯，救表宜桂枝湯。(91)

成無己

　　傷寒下之，續得下利，清穀不止，身疼痛者，急當救裏者，以裏氣不足，必先救之，急與四逆湯。得清便自調，知裏氣已和。然後急與桂枝湯以救表，身疼者，表邪也。《內經》曰：病發而不足，標而本之，先治其標，後治其本。此以寒為本也。（《注解傷寒論》）

喻嘉言

　　下利清穀者，脾中之陽氣微，而飲食不能腐化也。身體疼痛者，在裏之陰邪盛，而筋脈為其阻滯也。陽微陰盛，凶危立至，當急救其在裏之微陽，俾利與痛而俱止。救後，小便清，大便調，則在裏之陽已復，而身痛不止，明是表邪未盡，營衛不和所致，又當急救其表，俾外邪仍從外解，而表裏之辨，始為明且盡耳。救裏與攻裏天淵，若攻裏，必須先表後裏，必無倒行逆施之法。唯在裏之陰寒極盛，恐陽氣暴脫，不得不急救其裏，俟裏證少定，仍救其表。初不敢以一時之權宜，更一定之正法也。厥陰篇下利、腹脹、身體疼痛者，先溫其裏，乃攻其表。曰先溫，曰乃攻，形容不得已之次第，足互此意。（《尚論篇》）

柯琴

　　下利是裏寒，身痛是表寒。表宜溫散，裏宜溫補。先救裏者，治其本也。（《傷寒來蘇集》）

尤在涇

　　傷寒下後，邪氣變熱，乘虛入裏者，則為挾熱下利；其邪未入裏而臟虛生寒者，則為下利清穀。各因其人邪氣之寒熱與臟氣之陰陽而為病也。身疼痛者，邪在表也，然臟氣不充，則無以為發汗散邪之地，故必以溫藥捨其表而救其裏。服後清便自調，裏氣已固，而身痛不除，則又以甘辛發散為急，不然，表之邪又將入裏而增患矣。而救裏用四逆，救表用桂枝，與厥陰篇下利腹脹滿身疼痛條略同，彼為寒邪中陰，此為寒藥傷裏，而其溫中散邪先表後裏之法，則一也。（《傷寒貫珠集》）

　　病發熱，頭痛，脈反沉，若不差，身體疼痛，當救其裏，四逆湯方。（92）

成無己

　　發熱頭痛，表病也。脈反沉者，裏脈也。《經》曰：表有病者，脈當浮大。今脈反沉遲，故知愈也。見表病而得裏脈，則當瘥。若不瘥，為內虛寒甚也，與四逆湯救其裏。（《注解傷寒論》）

柯琴

　　此太陽麻黃湯證。病為在表，脈當浮而反沉，此為逆也。若汗之不瘥，即身體疼痛不罷，當憑其脈之沉而為在裏矣。陽證見陰脈，是陽消陰長之兆也。熱雖發於表，為虛陽，寒反據於裏，是真陰矣。必有裏證伏而未見，藉其表陽之尚存，乘其

陰之未發，迎而奪之，庶無吐利厥逆之患，裏和而表自解矣。

邪之所湊，其氣必虛。故脈有餘而證不足，則從證；證有餘而脈不足，則從脈。有餘可假，而不足為真，此仲景心法。（《傷寒來蘇集》）

尤在涇

發熱身疼痛，邪在表也。而脈反沉，則脈與病左矣。不瘥者，謂以汗藥發之而不瘥也。以其裏氣虛寒，無以為發汗散邪之地，故與四逆湯，捨其表而救其裏，如下利身疼痛之例也。（《傷寒貫珠集》）

脈浮而遲，表熱裏寒，下利清穀者，四逆湯主之。（225）

成無己

浮為表熱，遲為裏寒。下利清穀者，裏寒甚也，與四逆湯，溫裏散寒。（《注解傷寒論》）

柯琴

脈浮為在表，遲為在臟，浮中見遲，是浮為表虛，遲為臟寒。未經妄下而利清穀，是表為虛熱，裏有真寒矣。仲景凡治虛證，以裏為重，協熱下利，脈微弱者，便用人參，汗後身疼，脈沉遲者，便加人參。此脈遲而利清穀，且不煩不咳，中氣大虛，元氣已脫，但溫不補，何以救逆乎？觀茯苓四逆之煩躁，且用人參，況通脈四逆，豈得無參？是必因本方之脫落而成之耳。

此是傷寒證。然脈浮表熱，亦是病發於陽，世所云漏底傷寒也。必其人胃氣本虛，寒邪得以直入脾胃，不犯太、少二陽，故無口苦、咽乾、頭眩、項強痛之表證。然全賴此表熱，尚可救其裏寒。(《傷寒來蘇集》)

尤在涇

脈遲為寒，而病係陽明，則脈不沉而浮也。寒中於裏，故下利清穀；而陽為陰迫，則其表反熱也。四逆湯為復陽散寒之劑，故得主之。而陽明土也，土惡水而喜溫，若胃虛且冷，不能納穀者，土氣無權，必不能勝水而禁冷。設與之水，水與寒搏，必發為噦。噦，呃逆也。(《傷寒貫珠集》)

自利不渴者，屬太陰，以其臟有寒故也，當溫之，宜服四逆輩。(277)

尤在涇

自利不渴者，太陰本自有寒，而陰邪又中之也。曰屬太陰，其臟有寒，明非陽經下利及傳經熱病之比。法當溫臟祛寒，如四逆湯之類，不可更以苦寒堅之清之，如黃芩湯之例也。(《傷寒貫珠集》)

成無己

自利而渴者，屬少陰，為寒在下焦；自利不渴者，屬太陰，為寒在中焦，與四逆等湯，以溫其臟。(《注解傷寒論》)

王好古

自利不渴者，屬太陰，以其臟有寒故也。當溫之，宜四逆輩。此條雖不言脈，當知沉遲而弱。(《此事難知》)

少陰病，脈沉者，急溫之，宜四逆湯。(323)

成無己

既吐且利，小便復利，而大汗出，下利清穀，內寒外熱，脈微欲絕者，不云急溫；此少陰有脈沉，而云急溫者，彼雖寒甚，然而證已形見於外，治之則有成法；此初頭脈沉，未有形證，不知邪氣所之，將發何病，是急與四逆湯溫之。(《注解傷寒論》)

尤在涇

此不詳何證，而但憑脈以論治，曰：「少陰病，脈沉者，急溫之，宜四逆湯。」然苟無厥逆、惡寒、下利、不渴等證，未可急與溫法。愚謂學者當從全書會通，不可拘於一文一字之間者，此又其一也。(《傷寒貫珠集》)

喻嘉言

外邪入少陰，宜與腎氣兩相搏擊，乃脈見沉而不鼓，即《內經》所謂腎脈獨沉之義，其人陽氣衰微可知，故當急溫之，以助其陽也。(《尚論篇》)

少陰病，飲食入口則吐，心中溫溫欲吐，復不能吐。始得之，手足寒，脈弦遲者，此胸中實，不可下也，當吐之。若膈上有寒飲，乾嘔者，不可吐也，急溫之，宜四逆湯。(324)

第一章　方劑概述與歷史源流

成無己

　　傷寒表邪傳裏，至於少陰。少陰之脈，從肺出，絡心注胸中。邪既留於胸中而不散者，飲食入口則吐，心中溫溫欲吐，陽氣受於胸中，邪既留於胸中，則陽氣不得宣發於外，是以始得之，手足寒，脈弦遲，此是胸中實，不可下，而當吐。其膈上有寒飲，亦使人心中溫溫，而手足寒。吐則物出，嘔則物不出，吐與嘔別焉。胸中實，則吐而物出；若膈上有寒飲，則但乾嘔而不吐也。此不可吐，可與四逆湯以溫其膈。（《注解傷寒論》）

尤在涇

　　腎者，胃之關也。關門受邪，上逆於胃，則飲食入口即吐，或心中溫溫欲吐，而復不能吐也。夫下氣上逆而為吐者，原有可下之例，如本論之「噦而腹滿，視其前後，知何部不利者而利之」，《金匱》之「食已即吐者，大黃甘草湯主之」是也。若始得之，手足寒，脈弦遲者，胸中邪實而陽氣不布也，則其病不在下而在上，其治法不可下而可吐，所謂「因其高者而越之」也。若膈上有寒飲而致乾嘔者，則復不可吐而可溫，所謂「病痰飲者，當以溫藥和之」也。故實可下，而胸中實則不可下；飲可吐，而寒飲則不可吐。仲景立法，明辨詳審如此。（《傷寒貫珠集》）

喻嘉言

　　飲食入口即吐，猶曰胃中不能納穀也。若不飲食之時，復欲吐而不能吐，明係陰邪上逆矣。此等處必加細察，若始得之，

019

便手足寒，而脈弦遲，即非傳經熱邪，其為陰邪上逆無疑，當從事乎溫經之法也。若胸中實者，是為陽邪在胸，而不在腹，即不可用下，而當吐以提之也。然必果係陽邪，方可用吐。設膈上有寒飲，乾嘔即是陰邪用事，吐必轉增其逆，計唯有急溫一法，可助陽而勝陰矣。(《尚論篇》)

大汗出，熱不去，內拘急，四肢疼，又下利厥逆而惡寒者，四逆湯主之。(353)

成無己

大汗出，則熱當去；熱反不去者，亡陽也。內拘急，下利者，寒甚於裏。四肢疼，厥逆而惡寒者，寒甚於表。與四逆湯，復陽散寒。(《注解傷寒論》)

喻嘉言

大汗出而熱反不去，正恐陽氣越出軀殼之外。若內拘急，四肢疼，更加下利、厥逆、惡寒，則在裏純是陰寒，宜亟用四逆湯以回其陽，而陰邪自散耳。(《尚論篇》)

柯琴

治之失宜，雖大汗出而熱不去，惡寒不止，表未除也。內拘急而下利，裏寒已發，四肢疼而厥冷，表寒又見矣。可知表熱裏寒者，即表寒亡陽者矣。(《傷寒來蘇集》)

尤在涇

此過汗傷陽，病本熱而變為寒之證。大汗出，熱不去者，邪氣不從汗解，而陽氣反從汗亡也。陽氣外亡，則寒冷內生，內冷則脈拘急而不舒也。四肢者，諸陽之本，陽虛不足，不能實氣於四肢，則為之疼痛也。甚至下利厥逆而惡寒，則不特無以內守，亦並不為外護矣。故必以四逆湯救陽驅陰為主。餘謂傳經之熱，久亦成陰者，此類是也。（《傷寒貫珠集》）

大汗，若大下利，而厥冷者，四逆湯主之。(354)

成無己

大汗，若大下利，內外雖殊，其亡津液、損陽氣則一也。陽虛陰勝，故生厥逆，與四逆湯，固陽退陰。（《注解傷寒論》）

柯琴

大汗則亡陽，大下則亡陰，陰陽俱虛，故厥冷。但利非清穀，急溫之，陽回而生可望也。（《傷寒來蘇集》）

尤在涇

此亦陽病誤治而變陰寒之證。成氏所謂「大汗，若大下利，表裏雖殊，其亡津液、損陽氣一也」。陽虛陰勝，則生厥逆。雖無裏急下利等證，亦必以救陽驅陰為急。《易》曰「履霜堅冰至」，陰盛之戒，不可不凜也。（《傷寒貫珠集》）

下利，腹脹滿，身體疼痛者，先溫其裏，乃攻其表。溫裏宜四逆湯，攻表宜桂枝湯。(372)

成無己

下利，腹滿者，裏有虛寒，先與四逆湯溫裏；身疼痛，為表未解，利止裏和，與桂枝湯攻表。(《注解傷寒論》)

喻嘉言

此與太陽中篇下利、身疼，用先裏後表之法大同。彼因誤下而致下利，此因下利而致腹脹，總以溫裏為急者，見日消之義也。身疼痛，有裏有表，必清便已調，其痛仍不減，方屬於表。太陽條中已悉，故此不贅。(《尚論篇》)

尤在涇

此條叔和本列厥陰篇中，今移置此。此太陰經臟並受寒邪之證，叔和編入厥陰經中者，誤也。下利，腹脹滿，裏有寒也；身體疼痛，表有寒也。然必先溫其裏，而後攻其表。所以然者，臟氣不充，則外攻無力；陽氣外泄，則裏寒轉增，自然之勢也。而四逆用生附，則寓發散於溫補之中；桂枝有甘、芍，則兼固裏於散邪之內。用法之精如此。(《傷寒貫珠集》)

嘔而脈弱，小便復利，身有微熱，見厥者難治，四逆湯主之。(377)

成無己

嘔而脈弱，為邪氣傳裏。嘔則氣上逆，而小便當不利。小便復利者，裏虛也。身有微熱見厥者，陰勝陽也，為難治。與四逆湯，溫裏助陽。(《注解傷寒論》)

柯琴

嘔而發熱者,小柴胡證。此脈弱而微熱,非相火明矣。內無熱,故小便利;表寒虛,故見厥;是膈上有寒飲,故嘔也。傷寒以陽為主,陽消陰長,故難治。(《傷寒來蘇集》)

尤在涇

脈弱便利而厥,為內虛且寒之候。則嘔非火邪,乃是陰氣之上逆;熱非寒邪,乃是陽氣之外越矣。故以四逆湯救陽驅陰為主。然陰方上衝而陽且外越,其離決之勢,有未可即為順接者,故曰難治。或曰嘔與身熱為邪實,厥利脈弱為正虛,虛實互見,故曰難治。四逆湯,捨其標而治其本也。亦通。(《傷寒貫珠集》)

吐利汗出,發熱惡寒,四肢拘急,手足厥冷者,四逆湯主之。(388)

成無己

上吐下利,裏虛汗出,發熱惡寒,表未解也;四肢拘急,手足厥冷,陽虛陰勝也。與四逆湯,助陽退陰。(《注解傷寒論》)

柯琴

此吐利非清穀,汗出不大,而脈不微弱,賴此發熱之表陽,助以四逆而溫裏,尚有可生之望。(《傷寒來蘇集》)

尤在涇

此陽虛霍亂之候。發熱惡寒者，身雖熱而惡寒，身熱為陽格之假象，惡寒為虛冷之真諦也。(《傷寒貫珠集》)

既吐且利，小便復利，而大汗出，下利清穀，內寒外熱，脈微欲絕者，四逆湯主之。(389)

成無己

吐利亡津液，則小便當少，小便復利而大汗出，津液不禁，陽氣大虛也。脈微為亡陽，若無外熱，但內寒，下利清穀，為純陰；此以外熱，為陽未絕，猶可與四逆湯救之。(《注解傷寒論》)

柯琴

吐利交作，中氣大虛，完穀不化，脈微欲絕，氣血喪亡矣。小便復利而大汗出，是門戶不要，玄府不閉矣。所幸身熱未去，手足不厥，則衛外之陽，諸陽之本猶在，脈尚未絕，有一線之生機，急救其裏，正勝而邪可卻也。(《傷寒來蘇集》)

尤在涇

此亦虛冷霍亂之候。四肢拘急，手足厥逆，虛冷之著於外者也；下利清穀，脈微欲絕，虛冷之著於裏者也。而其為霍亂則一，故吐利汗出，內寒外熱，與上條同，而其四逆驅內勝之陰，復外散之陽，亦無不同也。(《傷寒貫珠集》)

第三節　類方簡析

四逆湯及其類方，乃仲景為少陰證脾腎陽虛、陰寒內盛之「脈微細，但欲寐」所設，是治療少陰虛寒證的代表方劑，具有回陽救逆、固脫生津、益陰安神、益陰和陽、溫陽利水、散寒祛溼等功效，主要用於少陰病亡陽為主要病機的一類病症。

四逆湯是溫陽散寒、回陽救逆的代表方，四肢逆冷、下利清穀、惡寒蜷臥、裏寒外熱、脈沉、脈弱、脈微欲絕等，是本方的適應證。四逆加人參湯、茯苓四逆湯、乾薑附子湯、通脈四逆湯、通脈四逆加豬膽汁湯、真武湯等，皆是以四逆湯為基礎靈活化裁而來。

一、四逆加人參湯

原文：惡寒，脈微而復利，利止，亡血也，四逆加人參湯主之。(385)

組成：甘草二兩（炙），附子一枚（生，去皮，破八片），乾薑一兩半，人參一兩。

用法：上四味，以水三升，煮取一升二合，去滓，分溫再服。

鑑別：本證乃因霍亂病大吐大瀉而致陽氣衰亡，陰液脫竭，即「亡血」之證。惡寒脈微而復泄利，為陽虛陰盛泄利。今下利

自止，是因為陽氣衰微，津液內竭，無物可下，同時可伴有四肢厥冷、皮膚乾燥、眼眶凹陷等亡陽脫液之症。

方解：四逆湯以溫補脾腎，回陽救逆。加人參大補元氣，固脫生津而挽救陰津之虧損。故本方用於亡陽虛脫而脈不起，以及陽損及陰，陰陽兩傷，或病後亡血津竭者，皆為適宜。

方論：亡血本不宜用薑附以損陰，陽虛又不當用歸芍以助陰，此以利後惡寒不止，陽氣下脫已甚，故用四逆以復陽為急也。其所以加人參者，不特護持津液，兼陽藥得之，愈加得力耳。設誤用陰藥，必致腹滿不食，或重加泄利嘔逆，轉成下脫矣。（張璐《傷寒纘論·厥陰全篇》）

方歌：

四逆原方主救陽，加參一兩救陰方，

利雖已止知亡血，須取中焦變化鄉。（《長沙方歌括》）

注解：四逆加人參湯主治惡寒，脈微而復利，利止，亡血之證。霍亂病乃吐利交作之證。吐利交作，氣隨津泄，陽隨氣脫，陽氣虛衰，機體失於溫養而見惡寒；陽氣虛衰，無力鼓動氣血運行，加之因吐瀉所致的津血衰少，故出現脈微；下利無度，陰血耗傷，無物可下，利無可利，陰液枯竭，下利自止，故曰「利止，亡血也」。由此可見，亡血並非直接失血，而是津液耗傷過重，因而損及血液，以津血同源故也。成無己對此證認識較為深刻，曰：「惡寒脈微而利者，陽虛陰勝也。利止則津

液內竭,古云亡血。《金匱玉函》曰水竭則無血,與四逆湯溫經助陽,加人參生津液益血。」由此觀之,四逆加人參湯證的病機當屬於陽虛及陰所導致的陽亡液脫之證。由於本證的特點是不僅亡陽而且亡陰,因此除了見到亡陽之症候外,還可見到皮膚乾燥、口乾等亡陰之表現。針對此陽亡液脫之證,採用回陽救逆,益氣生津之法治之,方用四逆加人參湯。本方由四逆湯加人參一兩而來,用四逆湯回陽救逆,加人參一方面可以益氣固脫,生津液;另一方面第317條通脈四逆湯證見脈微欲絕,利止脈不出者加人參二兩,而本證中利止脈微證與通脈四逆湯證中的利止脈不出相近,故加人參以復脈。

該方屬於陰陽雙補之劑。陳修園在《長沙方歌括》中曰「四逆原方主救陽,加參一兩救陰方」可謂一語道破此方之精髓。由上述分析可知,四逆加人參湯的使用指徵有:①惡寒,脈微而復利,利止,亡血。②病機屬陽亡液竭。故對於四逆湯證見大汗不止,吐利無度而致的陰液耗傷者,均可選用該方治療。

醫案精選
◎案

雷某,4歲。1958年冬患麻疹,高熱、咳嗽、氣喘,曾入某醫院服中西藥治療一週,熱退疹收,病癒出院。出院後第3天突然腹瀉,日10餘次,神疲納呆,5天後來診。患兒困倦異常,神志時清時昧,身熱肢冷,腹瀉7～8次/日,糞水清稀,睡眠露睛,囟門凹陷,呼吸急促,脈微弱而數,予四逆湯加味。

處方：製附子、乾薑、炙甘草加吉林參、五味子。

服2劑，利止熱退。繼用異功散合生脈散調理而安。

本案患兒麻疹治癒後，出現困倦異常，神志時清時昧，身熱肢冷之少陰病「但欲寐」、四肢逆冷、身熱、脈微弱而數之陽虛象，又下利7～8次／日，囟門凹陷為津液耗傷之象，其病機正是陽虛液脫，正是四逆加人參湯的使用指徵，故選用四逆加人參湯治之。服藥2劑，即利止熱退。

二、茯苓四逆湯

原文：發汗，若下之，病仍不解，煩躁者，茯苓四逆湯主之。(69)

組成：茯苓四兩（一本，六兩），人參一兩，附子一枚（生用，去皮，破八片），甘草二兩（炙），乾薑一兩半。

用法：上五味，以水五升，煮取三升，去滓。溫服七合，日二服。

鑑別：茯苓四逆湯之煩躁是汗下之後，陰陽兩傷，水火失濟而生。其煩躁晝夜皆見，還可見惡寒、厥逆、體倦、脈沉等。

方解：茯苓四逆湯即四逆湯加人參、茯苓而成。方中乾薑、生附子回陽以救逆；甘草益氣和中，此為四逆湯之意，重在補陽而抑陰。更取人參補元氣，益津液，補五臟，安精神，定魂魄。與薑、附相配，扶陽益陰，相互為用，於回陽之中有益陰

之力,益陰當中有助陽之功,而使陽回陰復。茯苓健脾益陰,養心安神,故人參、茯苓重在補虛。

方論:四逆湯以補陽,加茯苓、人參以益陰。(成無己《注解傷寒論》)

先汗後下,於法為順。而表仍不解,是妄下之陰,陰陽俱虛而煩躁也,故制茯苓四逆,固陰以收陽。先下後汗,於法為逆,而表證反解,內不嘔渴,似於陰陽自和,而實妄汗亡陽,所以虛陽擾於陽分,晝則煩躁也,故專用乾薑、生附子,固陽以配陰。二方皆從四逆加減,而有救陽救陰之異。茯苓感天地太和之氣化,不假根而成,能補先天無形之氣,安虛陽外脫之煩,故以為君;人參配茯苓,補下焦之元氣,乾薑配生附,回下焦之元陽,調以甘草之甘,比四逆為緩,固裏宜緩也。(柯琴《傷寒來蘇集》)

方歌:

生附一枚兩半薑,二甘六茯一參嘗,

汗傷心液下傷腎,腎躁心煩得媾昌。(《長沙方歌括》)

注解:本條條文給出的症狀很少,僅見煩躁一症。對於此煩躁的病機解釋歷代醫家眾說紛紜,莫衷一是。歷代醫家對本條主症煩躁病機的認識歸納起來大概為以下兩種:①認為「陰陽俱虛」,邪獨不解,故生「煩躁」。並謂用四逆湯以補陽,用參等以益陰。自金·成無己倡此說後,同意者甚眾,如柯琴的《傷寒

來蘇集》、陳修園的《長沙方歌括》等皆持此說。②認為「表裏兩虛，陰盛格陽」，「當以四逆湯壯陽勝陰，更加茯苓以抑陰，佐人參以扶正氣」。如《醫宗金鑑》、王樸莊《傷寒論注》等皆持此說。

關於此煩躁之症，條文明言，煩躁一症是由誤汗或誤下所致。而外感一經發汗或攻下即出現陽虛欲脫之證，可見患者素體陽虛。由於素體陽氣不足，誤用汗下，會更加損傷陽氣，使得陽損及陰，陰陽兩虛，而陽虛尤甚。陽虛則氣化溫煦無力，水溼陰霾易於凝集瀰漫。且太陽誤治，損傷陰陽之氣，使得病傳少陰。誤汗誤下損傷心腎陽氣，使得腎陽氣化無力，腎水無以氣化而水氣內停於下；心陽受損，不得下行以暖腎，腎水無以蒸化，加之心陽受損，陰乘陽位，下焦水寒之氣上泛，心神不寧則見煩躁。

另外以方測證，對茯苓功效的掌握，也是認識茯苓四逆湯證病機的關鍵。關於茯苓之用，原有爭議，有認為以「泄熱除煩」，有認為以「健脾寧心安神」，有認為茯苓、人參有「益陰」之功，殊不知仲景用茯苓之意乃取其化氣利水、平降水逆之效。又基於對原條文的統計比較，我們不難發現仲景用茯苓多來「伐水邪」，而更有說服力的是茯苓用至四兩的其他各方中都有滲溼利水消飲之功效而無安神養陰之用法。另《神農本草經》上對茯苓的記載「久服安魂養神」，這就說明茯苓雖有安神的作用，但其作用是緩慢的，在四逆加人參湯這樣一個回陽救陰

的急救方中，用其來養心安神，未免牽強，但其養心安神作用亦不能忽視。因此，茯苓四逆湯證的病機應當為陰陽兩虛兼有水氣。以方測證，茯苓四逆湯可看作四逆湯或四逆加人參湯而來，故四逆湯證和四逆加人參湯證的症候，茯苓四逆湯證也可能會有，故其也可以出現手足逆冷、惡寒、下利清穀、口乾、脈微細等症。針對此陰陽兩虛兼有水氣之煩躁症，採用回陽救陰、安神利水治法，方用茯苓四逆湯。方中四逆加人參湯回陽救逆，益氣生津，人參又可補五臟、安精神，定魂魄，用茯苓四逆湯一方面可助薑附通陽利水以消蔭翳；另一方面又可協助人參寧心安神除煩。

綜上所述茯苓四逆湯的使用指徵有：①煩躁、手足逆冷、惡寒、下利清穀、口乾、脈微細。②病機為陰陽兩虛兼有水氣。另本證和乾薑附子湯證，均為陽虛煩躁，但同中有異。本證煩躁的特點，是煩躁不分晝夜，以陽虛為主，兼有陰傷和水氣，故以茯苓四逆湯治之，回陽益陰利水安神，藥分兩服；而乾薑附子湯證的陰盛陽虛所致的晝日煩躁，夜而安靜不同，乾薑附子湯證只有陽虛，且證情較急，故以乾薑附子湯急救回陽，頓服而安。

醫案精選
◎案

段某，素體衰弱，形體消瘦，患病1年餘，經久不癒。症見兩目欲脫，煩躁欲死，以頭衝牆，高聲呼煩。家屬訴初起微煩

頭痛，屢經診治，因其煩躁，均用寒涼清熱之劑，多劑無效，病反增劇。面色青黑，精神疲憊，氣喘不足以息，急汗如油而涼，四肢厥逆，脈沉細欲絕。

處方：茯苓30g，高麗參30g，製附子30g，炮乾薑30g，甘草30g。

急煎服之，服後煩躁自止；後減其量，繼服10餘劑而癒。該患者以煩躁為主症，醫者以熱證煩躁而治，患者素體虛弱，不耐攻伐，病情不減反劇，而出現面色青黑，精神疲憊，氣喘不足以息，急汗如油而涼，四肢厥逆，脈沉細欲絕之症，則知該患者煩躁當為陰陽兩虛之證。此正是茯苓四逆湯證，故予茯苓四逆湯以回陽益陰安神，則煩躁自除。

三、乾薑附子湯

原文：下之後，復發汗，晝日煩躁不得眠，夜而安靜，不嘔，不渴，無表證，脈沉微，身無大熱者，乾薑附子湯主之。(61)

組成：乾薑一兩，附子一枚（生用，去皮，破八片）。

用法：上二味，以水三升，煮取一升，去滓。頓服。

鑑別：由於先下後汗，陽氣重傷，虛陽被陰寒所迫，欲爭無力，欲罷不能。陽旺於晝，得天之助，能與陰爭，故晝日煩躁不得眠；入夜則陽氣衰，陰氣盛，無力與陰爭，故夜而安靜。

第一章　方劑概述與歷史源流

方解：乾薑附子湯為四逆湯去甘草而成。用乾薑以溫脾中之陽，附子以扶腎中之陽，陽長陰消，則陰氣自斂，寒邪自消。附子生用，其力更銳，不用甘草，其勢尤猛。本方採取濃煎頓服，其意在於藥力集中，速破陰寒，而急復其陽，較之四逆湯取效更速，獨用薑附，單捷小劑，其力精專，有單刀直入之勢。

方論：《內經》曰，寒淫所勝，平以辛熱。虛寒大甚，是以辛熱劑勝之也。（成無己《注解傷寒論》）

方歌：

生附一枚一兩薑，晝日煩躁夜安常，

脈微無表身無熱，幸藉殘陽未盡亡。（《長沙方歌括》）

注解：乾薑附子湯的主症煩躁，其特點為白天煩躁，夜晚安靜。在《傷寒論》關於煩躁的條文不少，三陽病與三陰病中均有煩躁症，如大青龍湯證的「不汗出而煩躁」、梔子豉湯證的「煩躁不得眠」、吳茱萸湯證的「煩躁欲死」、小柴胡湯證的「心煩喜嘔」、大柴胡湯證的「鬱鬱微煩」、陽明病大承氣湯證的「煩躁」等，關於此證的煩躁到底為何種煩躁，張仲景在《傷寒論》中首次巧妙地使用了排除法來鑑別診斷。提出了不嘔，不渴，無表證，身無大熱作為辨別其他煩躁的依據。如大青龍湯證的煩躁乃是因表證所致，故而可見到惡寒、發熱、不汗出、脈浮等表證；又如梔子豉湯證的煩躁乃是因為無形之熱擾於胸膈所致；大承氣湯證的煩躁乃是陽明燥熱所致常兼見口渴；柴胡湯

證的煩躁常與嘔吐相伴；因此可以判斷此證的煩躁不是因於三陽病。

關於該煩躁的定性，當與第二個主症脈沉微相結合而看，沉脈主裏，微脈主陽氣虛衰，脈沉微即主裏虛，乃少陰證所主之脈。由此可斷定乾薑附子湯證的煩躁乃是陽虛所致。白天陽氣盛，人體虛弱之陽氣借天時之陽，與陰邪相抗爭，正邪相爭，故而出現煩躁不得眠；夜晚陰氣盛，人體虛弱之陽無力與陰邪相爭，因而出現夜晚安靜之象。由此可知，乾薑附子湯證的病機乃是因於誤下所致的陽氣大虛。對此陽氣大虛，陰寒內盛所致的晝日煩躁不得眠證，採用急救回陽的治法治之。對於此陽氣大虛之證，強陰搏陽之煩躁證，用乾薑一兩、生附子一枚大辛大熱之品，其中乾薑善溫中陽，守而不走，生附子辛熱燥烈，善回陽救逆，走而不守，乾薑配附子可增強附子的破陰回陽之力，又可減輕生附子之毒，故有「附子無薑不熱」之稱。

本方與四逆湯相比，僅少炙甘草一味藥，之所以不用甘草，是因為乾薑附子湯證情雖不比四逆湯證情嚴重，但是其證情卻比較急迫，甘草性緩，不利於薑附發揮破陰回陽之功。乾薑附子湯採用頓服的方法，其原因有二：第一，此證證情比較急迫，若稍有差池，即有亡陽之勢，故採用一次頓服的方法以急救回陽；第二，因乾薑附子湯中僅有乾薑、附子兩味藥，附子乃有毒之藥，方中沒有炙甘草以制約其毒性，故不可多服，以免中毒。故乾薑附子湯採用頓服之法。

綜上所述乾薑附子湯的使用指徵是：晝日煩躁不得眠，夜而安靜，不嘔，不渴，無表證，脈沉微。

醫案精選

◎案

陳某，女。1983 年 12 月 12 日初診。患者煩躁不規律性反覆發作半年，發作時起臥不安，悲傷欲哭。上午約 8 時開始煩躁，至傍晚逐漸安靜，兼有頭昏心慌，納穀不馨，乏力倦怠，兩下肢輕度浮腫。脈細結代，唇舌淡，苔薄白。體溫（T）36℃，心率（HR）94 次／分，律不整，心尖部可聞及Ⅰ°舒張期雜音（DM），二尖瓣區Ⅱ°收縮期雜音（SM）。血紅素（Hb）85g。病史：1973 年患風溼熱累及心臟。多次心電圖示：房性期前收縮，右心室肥厚，低電壓趨勢，部分 ST 段輕度變化。前醫曾用過逍遙散、越鞠丸、甘麥大棗湯、養心湯、歸脾湯、百合湯等化裁治療；服諸多西藥效果亦不佳。今來求治，頗感棘手。想起《傷寒論》第 61 條「晝日煩躁不得眠，夜而安靜，不嘔不渴，無表證……乾薑附子湯主之」。其為陰盛陽衰而設，故仿其意而用之。

處方：乾薑、茯苓各 15g，製附子、龍骨、牡蠣各 30g。3 劑，每日 1 劑，煎沸 100min 後服。

二診：12 月 15 日。自訴藥後煩躁減輕，效不更方。續近 9 劑，煩躁解除，頭昏心慌、浮腫諸症亦基本緩解。後改服刺五加片 2 個月。隨訪半年餘，病情穩定，能勝任一般家務。1984

年 7 月 15 日複查心電圖示：偶見房性期前收縮。

本案患者上午約 8 時開始出現煩躁，至傍晚逐漸安靜，與《傷寒論》第 61 條乾薑附子湯證「晝日煩躁不得眠，夜而安靜」頗為相似，又結合其他症狀，可辨為此人煩躁乃陽虛陰盛，盛陰搏擊弱陽所致，與乾薑附子湯證相符。方中附子與乾薑大辛大熱，急復其陽；茯苓利尿消腫；龍骨、牡蠣潛斂神氣，藥合病機，故取效。

四、白通湯與白通加豬膽汁湯

原文：少陰病，下利，白通湯主之。(314)

少陰病，下利脈微者，與白通湯；利不止，厥逆無脈，乾嘔煩者，白通加豬膽汁湯主之。服湯脈暴出者死，微續者生。(315)

白通湯方組成：蔥白四莖，乾薑一兩，附子一枚（生用，去皮，破八片）。

用法：上三味，以水三升，煮取一升，去滓。分溫再服。

白通加豬膽汁湯方組成：蔥白四莖，乾薑一兩，附子一枚（生用，去皮，破八片），人尿五合，豬膽汁一合。

用法：上五味，以水三升，煮取一升，去滓，內膽汁、人尿，和令相得，分溫再服。若無膽，亦可用。

鑑別：本方為陰盛於下，格陽於上，出現面赤之戴陽證。本條未提到戴陽，也未提面赤，根據通脈四逆湯方後加減法有「面色赤者，加蔥九莖」，因而推知白通湯證中必有面赤。服白通湯後，不但下利未止，反而出現厥逆無脈、乾嘔、煩等證。此非藥不對證，乃過盛之陰邪與陽藥發生格拒的緣故，故乃用白通湯，加入豬膽汁、人尿，作為反佐，使熱藥不被陰寒所格拒，達到通陽破陰的目的。

方解：白通湯即乾薑附子湯加蔥白，取其急通上下陽氣，使被格拒於上的陽氣下交於腎，則戴陽可除，下利可止。白通加豬膽汁湯即白通湯加豬膽汁、人尿。以白通湯破陰回陽，通達上下，加入人尿、豬膽汁之鹹苦寒，引陽入陰，使熱藥不被寒邪所格拒，以利發揮回陽救逆作用。

方論：白通者，薑、附性燥，腎之所苦，須借蔥白之潤，以通於腎，故名。若夫《金匱》云，面赤者加蔥白，則是蔥白通上焦之陽，下交於腎。附子啟下焦之陽，上承於心，乾薑溫中土之陽，以通上下，上下交，水火濟，利自止矣。（王晉三《絳雪園古方選注》）

蓋白通湯，即四逆湯而以蔥易甘草。甘草所以緩陰氣之逆，和薑附而調護中州，蔥則辛溫行氣，可以通行陽氣而解散寒邪，二者相較，一緩一速，故其治亦頗有緩急之殊也。（錢潢《傷寒溯源集》）

方歌：

蔥白四莖一兩薑，全枚生附白通湯，

脈微下利肢兼厥，乾嘔心煩尿膽裏。(《長沙方歌括》)

注解：從兩條白通湯的原文中可歸納出白通湯的主症：①下利；②面赤；③脈微。白通加豬膽汁湯證的主症：①下利不止；②面赤；③厥逆無脈；④乾嘔而煩。依據條文，白通湯證的主症當有下利，脈微，又據通脈四逆湯證方後注中「面色赤者，加蔥九莖」，再結合白通湯的藥物組成，可知白通湯證中當有面色赤之症。少陰病之提綱中有「脈微細」、「但欲寐」之證，而白通湯條文之首，冠以少陰病三字，因此可知白通湯證或有但欲寐症。至於白通湯證中古今醫家大都認為既然仲景在條文中冠以少陰病三字，理當有少陰病的手足厥冷、惡寒等症。

白通湯方即乾薑附子湯加蔥白四莖而成，乾薑附子湯乃是治療因陽氣虛衰，陰寒內盛所致的晝煩夜安之證，本方所治之證亦是陽氣虛衰，陰寒內盛，唯其不同在於本證為陰寒內盛，格拒陽於上，故在乾薑附子湯基礎上加蔥白四莖。生附子大辛大熱，生猛力大既可散下焦之寒，又可溫腎陽；乾薑善溫中土之陽；蔥白辛溫散寒通陽散結，以交通被格拒之陽氣。之所以取名白通湯，實為取蔥白通陽散結之義，三藥共用，可使陽氣充盈，周流全身，內溫臟腑，外達四肢，溫通上下而使陰霾全消，脈和利止轉危為安。然亦有服白通湯後，證情沒有出現改觀，反而出現了厥逆無脈、乾嘔心煩，對於這兩個證的出現，

當為病重藥輕,而發生的藥證格拒所致,陰陽本自相對立,以陰寒之證,用如此之熱藥,格拒絕可避免,故在白通湯基礎上加苦寒之豬膽汁,鹹寒之人尿,以引陽入陰避免發生格拒之象。

　　然仲景用藥又豈非如此簡單,對於服藥發生格拒而出現的乾嘔心煩,雖為藥證格拒所致,但亦有浮陽擾心神之嫌,故用豬膽汁、人尿鹹寒苦寒之品,清心除煩,關於人尿清心除煩之功效,在《長沙藥解》中亦有描述「清心泄火,退熱除煩」;另一方面,人尿亦可針對厥逆無脈之證,取其通利血脈,活血化瘀之效。觀白通加豬膽汁湯方後注中「若無膽亦可用」之語,可知人尿乃白通加豬膽汁湯中必須之藥。誠如汪琥等所云:「按上方後云,若無膽亦可用,則知所重在人尿,方當名白通加人尿湯始妥。」可見汪氏深得仲景此方之內涵,實為不易。「服湯脈暴出者死,微續者生。」是對於服白通加豬膽汁湯後不同轉歸的描述。陰寒之邪與陽藥發生格拒,說明證情相當嚴重,並非一般的陽虛陰盛,即使採取了正確的治療,其預後也未必良好,如藥後「脈暴出」,則為虛陽完全發於外,其預後較壞,故曰死;如藥後脈微續,是陽氣漸復之象,其預後多好,故曰生。

醫案精選
◎案

　　謝某,女。1938 年 4 月間,晨起後精神如常,下廚煮飯已熟,將洗鍋炒菜,忽然頭暈眼花,跌倒灶後,即扶之床上靜臥,昏迷不醒,延餘往診,脈伏不見,四肢厥冷,面色白,兩顴微

紅，時有噁心欲嘔之狀。乃肝腎陽氣俱虛，眩暈發厥，陰氣下盛，虛陽上浮，致有戴陽證象，問及懷孕日期已近 9 個月，白通湯加味主之。

處方：黑附子 15g，乾薑 9g，炒吳茱萸 6g，公丁香 2.4g，桂枝 9g，蔥白 3 莖，炙甘草 6g。

其丈夫見此方後，怕附子墮胎，解釋以「有故無殞」的道理，非此藥方不能發揮療效，於是才安心服用，吃藥後覺胸腹翻滾作響，瀉了很多水分，下午再進 1 劑平復如常，翌日仍有腹瀉，以理中湯加味為治。本案患者出現脈伏不見、四肢厥冷、面色白、兩顴微紅、昏迷不醒等症，實為陰盛格陽於上之證，與白通湯證脈證、病機均相符，故雖有孕在身，亦使用無妨，效果奇好。

五、通脈四逆湯與通脈四逆加豬膽汁湯

原文：少陰病，下利清穀，裏寒外熱，手足厥逆，脈微欲絕，身反不惡寒，其人面色赤，或腹痛，或乾嘔，或咽痛，或利止脈不出者，通脈四逆湯主之。(317)

下利清穀，裏寒外熱，汗出而厥者，通脈四逆湯主之。(370)

組成：甘草二兩（炙），附子大者一枚（生用，去皮，破八片），乾薑三兩，強人可四兩。

第一章　方劑概述與歷史源流

用法：上三味，以水三升，煮取一升二合，去滓，分溫再服，其脈即出者癒。面色赤者，加蔥九莖；腹中痛者，去蔥，加芍藥二兩；嘔者，加生薑二兩；咽痛者，去芍藥，加桔梗一兩；利止脈不出者，去桔梗，加人參二兩。病皆與方相應者，乃服之。

吐已下斷，汗出而厥，四肢拘急不解，脈微欲絕者，通脈四逆加豬膽汁湯主之。(390)

組成：甘草二兩（炙），乾薑三兩（強人可四兩），附子大者一枚（生用，去皮，破八片），豬膽汁半合。

用法：上四味，以水三升，煮取一升二合，去滓，內豬膽汁。分溫再服，其脈即來。無豬膽，以羊膽代之。

鑑別：通脈四逆湯的病因病機是少陰陽氣大虛，陰寒內盛，故見下利清穀、手足厥逆、脈微欲絕等裏寒證。虛陽被陰寒之氣格拒於外，可見身反不惡寒、其人面色赤等症。若脾腎陽虛，氣血凝滯則可見腹痛；若陰寒犯胃則乾嘔，虛陽上浮，鬱於咽則可見咽痛；若陽氣大虛，陰液內竭，則出現利止而脈不出等症。其加豬膽汁湯乃因吐利過度、氣血俱虛、陰液涸竭所致。非大劑辛溫，無以回陽，但又恐辛溫有損耗陰液，故於此方中加入豬膽汁，在回陽救逆之時，佐以益陰之品，使陽藥不被格拒。

方解：通脈四逆湯即四逆湯倍乾薑，重用附子而成，因而溫陽驅寒的力量更強，能治脈微欲絕，所以方名通脈四逆湯，

041

以別四逆湯。面赤者，加蔥白以通格上之陽；腹中痛，加芍藥和絡；乾嘔，加生薑以和胃降逆；咽痛，加桔梗利咽開結；利止脈不出者，加人參益氣陰以復脈。用通脈四逆，速破陰寒，急回欲脫之陽，加豬膽汁鹹寒而滑之品，作用有二：①取其血肉有情之品，可益陰滋液，補益吐下傷亡之陰，非草木之類可及，又能制約薑附辛熱劫陰之弊。②取其寒性，能引陽熱之藥入陰，而制盛陰對辛熱藥物的格拒絕受，此即反佐之法。

方論：武陵陳氏云，通脈四逆，即四逆湯也，其異於四逆者，附子云大，乾薑、甘草之分量加重，然有何大異，而加通脈以別之。曰四逆湯者，治四肢逆也，論曰：陰陽之氣不相順接，便為厥。厥者，陽氣虛也，故以四逆益其真陽，使其氣相順接而厥逆癒矣。至於裏寒之甚者，不獨氣不相順接，並脈亦不相順接，其證更劇，故用四逆湯而制大其劑，如是，則脈能通矣。同一藥耳，加重，則其治不同，命名亦別，方亦靈怪哉。

據《條辨》云，通脈者，加蔥之謂，其言甚合制方之意，況上證云脈微欲絕云云，其人面赤色，其文一直貫下，則蔥宜加入方中，不當附於方後，雖通脈之力，不全在蔥，實賴蔥為引而效始神。琥又按：蔥味辛，入手太陰經，故能引諸藥以通脈，蓋兩手之脈，實屬手太陰肺經也。又入足陽明經，故能上行於面而通陽氣，以足陽明之脈循鼻外，上耳前，實面部也。原方中無蔥白者，乃傳寫之漏，不得名通脈也……或問腹中痛，係裏寒盛，何以加芍藥，余答云，芍藥之性平，用入芩連等劑，

則和血分之熱，用入薑附等劑，則和血分之寒，在配合之得其宜耳，且上文云，腹中痛，係寒傷營，少陰之邪侵入中焦，脾氣虛寒，故加白芍藥於四逆湯中。（汪琥《傷寒論辯證廣注》）

通脈四逆湯方歌：

一枚生附草薑三，招納亡陽此指南，

外熱裏寒面赤厥，脈微通脈法中探。（《傷寒論》甘草為二兩，《長沙方歌括》甘草為三兩，一本，甘草只用二兩）

通脈四逆加豬膽汁湯方歌：

生附一枚三兩薑，炙甘二兩《玉函》方，

脈微內竭資真汁，豬膽還加四合裏。（《長沙方歌括》）

注解：據這幾條條文可歸納出通脈四逆湯的適應證為：下利清穀、裏寒外熱，身反不惡寒、手足厥逆、脈微欲絕、汗出而厥，或見腹痛、乾嘔、咽痛、利止脈不出、面色赤。

通脈四逆加豬膽汁湯證的主症：①吐已下斷；②汗出而厥；③四肢拘急；④脈微欲絕。第317條通脈四逆湯證中「裏寒外熱」既是對下利清穀、手足厥逆、脈微欲絕、身反不惡寒等症狀的概括，也是對病機的概括。其「裏是腎陽虛衰而陰寒內盛，故症見下利清穀、手足厥逆、脈微欲絕；其「外熱」是虛陽被格拒於外的假熱，陽虛陰盛，當惡寒而不惡寒，故曰「身反不惡寒」，是虛陽浮越於外的表現。因此，裏寒外熱實為裏真寒外假熱。關於「面色赤」一證，從條文來看，屬於「外熱」之象，但

從通脈四逆湯方後注中,「面色赤者,加蔥九莖」可知,「其人面色赤」亦當為或有之證,而不是通脈四逆湯證的主症。比較第317條與第389條可發現通脈四逆湯證的主症與第389條四逆湯證的主症幾乎相同,唯其不同點在於通脈四逆湯多「其人面色赤」一症。且從四逆湯與通脈四逆湯的藥物組成來看,通脈四逆湯中附子為大者一枚,乾薑為三兩到四兩,而四逆湯中附子為一枚,乾薑為一兩半,由此可知,通脈四逆湯是加強版的四逆湯,也就是說通脈四逆湯證的主症與四逆湯證相同,但其證情卻比四逆湯重。誠如陳亦人所言「通脈四逆湯證,是陰盛於內,格陽於外,其性質是真寒假熱,證情較四逆湯證重,所以治以通脈四逆湯。本證可治的關鍵,全賴尚有一線殘陽。若無面色赤、身反不惡寒等象,則屬純陽無陰之死候」。

通脈四逆湯證屬於陰盛格陽於外之證,證情較四逆湯危重,變化較多,故或然證亦多。如面色赤,實為陰盛格陽於上,其面色赤當為面如桃花,現於兩頰之處;腹痛乾嘔乃是由於裏寒太甚,胃腸失於溫煦所致;咽痛乃是浮陽擾於咽喉而致;利止脈不出乃是下利傷陰,陰血傷,血脈不得充盈所致。結合第370條,通脈四逆湯的主症還可見到汗出而厥,其汗出也正是陽虛不固所致。觀第390條通脈四逆加豬膽汁湯證的主症較通脈四逆湯證多四肢拘急一症,蓋因為通脈四逆加豬膽汁湯證為霍亂吐下後,既有亡陽之象,又有陰液枯竭之象,四肢肌肉失於陰血之滋潤濡養,故而出現四肢拘攣不伸。對於通脈四逆湯證

採用破陰回陽，通脈救逆法治之；通脈四逆加豬膽汁湯證採用回陽救逆，益陰和陽法治之。

通脈四逆湯，顧名思義，以主治四肢逆冷、脈微欲絕之症而設。治療四肢逆冷，四逆湯是為主方，因本證較四逆湯證證情嚴重，有身反不惡寒、面色赤、脈微欲絕、利止脈不出、虛陽欲脫之勢，以其通脈散寒，故加重乾薑、生附子之用量，以加強破陰回陽之力，逆轉陰陽格拒之勢，挽救欲脫之陽氣。若見面色赤之症，為格陽於上，虛陽浮越之象，加蔥白以交通上下格拒之陽氣；若見腹痛，加芍藥以和絡緩急止痛；出現乾嘔時，加生薑取其溫胃散寒止嘔之功；虛陽上越，熱擾咽喉之咽痛者，加桔梗以利咽止痛；利止脈不出之陰陽兩虛者，加人參以益氣生津復脈。

醫案精選

◎案

劉某，女。腹瀉 1 個月，伴神志不清、肢冷發熱、躁動 1 天，按「羊毛疔」治療未效。體檢：消瘦、兩目微陷、神志不清、煩躁、面紅目閉合、唇淡、舌淡潤無苔，陣發性長吁氣，脈微欲絕，身手足皆熱，腹部柔軟。此乃陰盛格陽之證，急當抑陰扶陽，宜通脈四逆之劑。

處方：甘草 6g，乾薑 6g，附子 9g。

服 1 劑體溫正常，呼吸平穩，善飢如常人，乃囑食小米粥以養護。但脈尚沉細，乃繼投升陽益胃湯去黃連加芍藥。第 2

天，飲食二便正常。已能做飯，乃告痊癒。

按本案患者神志不清、煩躁、發熱、面紅、身手足皆熱、脈微欲絕等脈證與《傷寒論》第317條「少陰病，下利清穀，裏寒外熱，手足厥逆，脈微欲絕，身反不惡寒，其人面色赤，或腹痛，或乾嘔，或咽痛，或利止脈不出者，通脈四逆湯主之」，頗為相符，屬陰盛格陽、真寒假熱之證，故予通脈四逆湯，1劑而癒。

六、真武湯

原文：太陽病發汗，汗出不解，其人仍發熱，心下悸，頭眩，身瞤動，振振欲擗地者，真武湯主之。(82)

少陰病，二三日不已，至四五日，腹痛，小便不利，四肢沉重疼痛，自下利者，此為有水氣。其人或咳，或小便利，或下利，或嘔者，真武湯主之。(316)

組成：茯苓三兩，芍藥三兩，生薑（切）三兩，白朮二兩，附子一枚（炮，去皮，破八片）。

用法：上五味，以水八升，煮取三升，去滓，溫服七合，日三服。若咳者，加五味子半升，細辛一兩，乾薑一兩；若小便利者，去茯苓；若下利者，去芍藥，加乾薑二兩；若嘔者，去附子，加生薑，足前為半斤。

鑑別：少陰陽虛，水氣不化，泛溢為患。外攻於表，浸漬

肢體，則四肢沉重疼痛；停蓄於裏，浸漬胃腸，則腹痛下利；停蓄下焦，膀胱氣化不行，則為小便不利。由於水邪可隨氣機升降而變動不居，故多或然之證。如水氣上逆犯肺則為咳嗽，犯胃則為嘔逆，下趨大腸，傳導失司，則下利更甚，下焦陽虛，不能制水，則又可見小便利，見症雖有不同，但總屬陽虛水泛為患。

　　方解：本方用附子辛熱以壯腎陽，使水有所主；白朮燥溼健脾，使水有所制；朮附同用，還可溫煦經脈以除寒溼；生薑宣散，助附子溫陽，是於主水中有散水之意；茯苓淡滲，佐白朮健脾，是於制水中有利水之用；芍藥活血脈，利小便，又可斂陰和營，制薑附剛燥之性，使之溫經散寒而不傷陰。若咳者，是水寒犯肺，加乾薑、細辛以散水寒，加五味子以斂肺氣；小便利則不須利水，故去茯苓；下利甚者，是陰盛陽衰，芍藥苦泄，故去之，加乾薑以溫裏；水寒犯胃而嘔者，可加重生薑用量，以和胃降逆。

　　方論：真武湯方，本治少陰病水飲內結，所以首推朮附，兼茯苓、生薑，運脾滲水為要務，此人所易明也。至用芍藥之微旨，非聖人不能。蓋此證雖曰少陰本病，而實緣水飲內結，所以腹痛，自利，四肢痛重，而小便反不利也。若極虛極寒，則小便必清白無禁矣，安有反不利之理哉！則知其人不但真陽不足，真陰亦已素虧，若不用芍藥固護其陰，豈能勝附子之雄烈乎？即如附子湯、桂枝加附子湯、芍藥甘草附子湯，皆芍藥

與附子並用，其溫經護營之法，與保陰回陽不殊。後世用藥，能獲仲景心法者，幾人哉？（張璐《傷寒纘論》）

方歌：

生薑芍茯數皆三，二兩白朮一附探，

便短咳頻兼腹痛，驅寒鎮水與君談。（《長沙方歌括》）

醫案精選

◎案

某，男，45歲。頭暈、噁心、嘔吐1天就診。患者有梅尼爾氏症，既往有類似發作，需要打點滴治療數天才能緩解。此次發作眩暈，視物旋轉，不敢睜眼，伴噁心嘔吐，泛吐清水，要求中藥治療。追問病史素體陽虛，畏寒喜暖，神倦納差，大便偏溏。舌淡、苔薄白，脈沉細。辨證為陽虛飲泛。治以溫陽化飲。方用真武湯加減。

處方：製附子10g，當歸10g，半夏10g，白朮15g，茯苓15g，白芍10g，生薑10g，澤瀉15g，葛根20g，炙甘草10g。3劑。

複診諸症已緩解，予附子理中丸調理善後。

七、附子湯

原文：少陰病，得之一二日，口中和，其背惡寒者，當灸之，附子湯主之。（304）

少陰病，身體痛，手足寒，骨節痛，脈沉者，附子湯主之。(305)

組成：附子二枚（炮，去皮，破八片），茯苓三兩，人參二兩，白朮四兩，芍藥三兩。

用法：上五味，以水八升，煮取三升，去滓，溫服一升，日三服。

鑑別：少陰陽虛，不能溫煦四末，故手足寒。裏陽不足，生陽之氣陷而不舉，故脈沉。陽虛寒溼不化，留著肌肉關節，故身體痛，關節痛。

方解：本方重用炮附子，溫經驅寒鎮痛，與人參相伍，以溫補元陽，與白朮、茯苓配伍，健脾以除寒溼，佐芍藥和營血而通血痹，加強溫經止痛的效果。

方論：此大溫大補之方，乃正治傷寒之藥，為少陰固本禦邪之劑也……此與真武湯似同而實異，此倍朮、附去薑而用參，全是溫補以壯元陽，彼用薑而不用參，尚是溫散以逐水氣。補散之分歧，只在一味之旋轉歟。（柯琴《傷寒來蘇集》）

武陵陳氏曰，四逆諸方，皆有附子，於此獨名附子湯，其意重於附子，他方皆附子一枚，此方兩枚可見也。附子之用不多，則其力豈能兼散表裏之寒哉！二枚生用，生則辛熱兼走，不獨溫少陰之經，而又走衛氣以治背惡寒。邪之所湊，其氣必虛，參、朮、茯苓，皆甘溫益氣，以補衛外之虛，辛熱與溫補

相合，則氣可益而邪可散矣。既用生附之辛熱，而又用芍藥者，以斂陰氣，使衛中之邪，不遽全進於陰耳。（汪琥《傷寒論辯證廣注》）

方歌：

生附二枚附子湯，朮宜四兩主斯方，

芍苓三兩人參二，背冷脈沉身痛詳。（《長沙方歌括》）

醫案精選

◎案

趙某，男，75歲。1996年1月16日初診。患者孤身一人，病臥在床，症見：體瘦，神志欠清，面色灰白，周身疼痛，四肢無力，手足寒涼，飲食不進，二便失禁，舌淡苔白，脈沉細無力。諸症皆因1天前勞累感寒所致。檢查：HR 72次／min，音弱、律齊，雙肺未聞及乾溼囉音，腹平軟，雙下肢無浮腫。證屬脾腎陽虛，風寒外束。方用附子湯加味。

處方：製附子20g，黨參30g，白朮15g，茯苓30g，白芍20g，防風、川芎各10g。水煎服，每日1劑。

3天後患者複診，服藥後自覺有股熱流自腹流向四肢，遂精神大作，3劑後諸症消失，行動自如，飲食如常，繼以右歸飲善後。

第二章

臨床藥理基礎解析

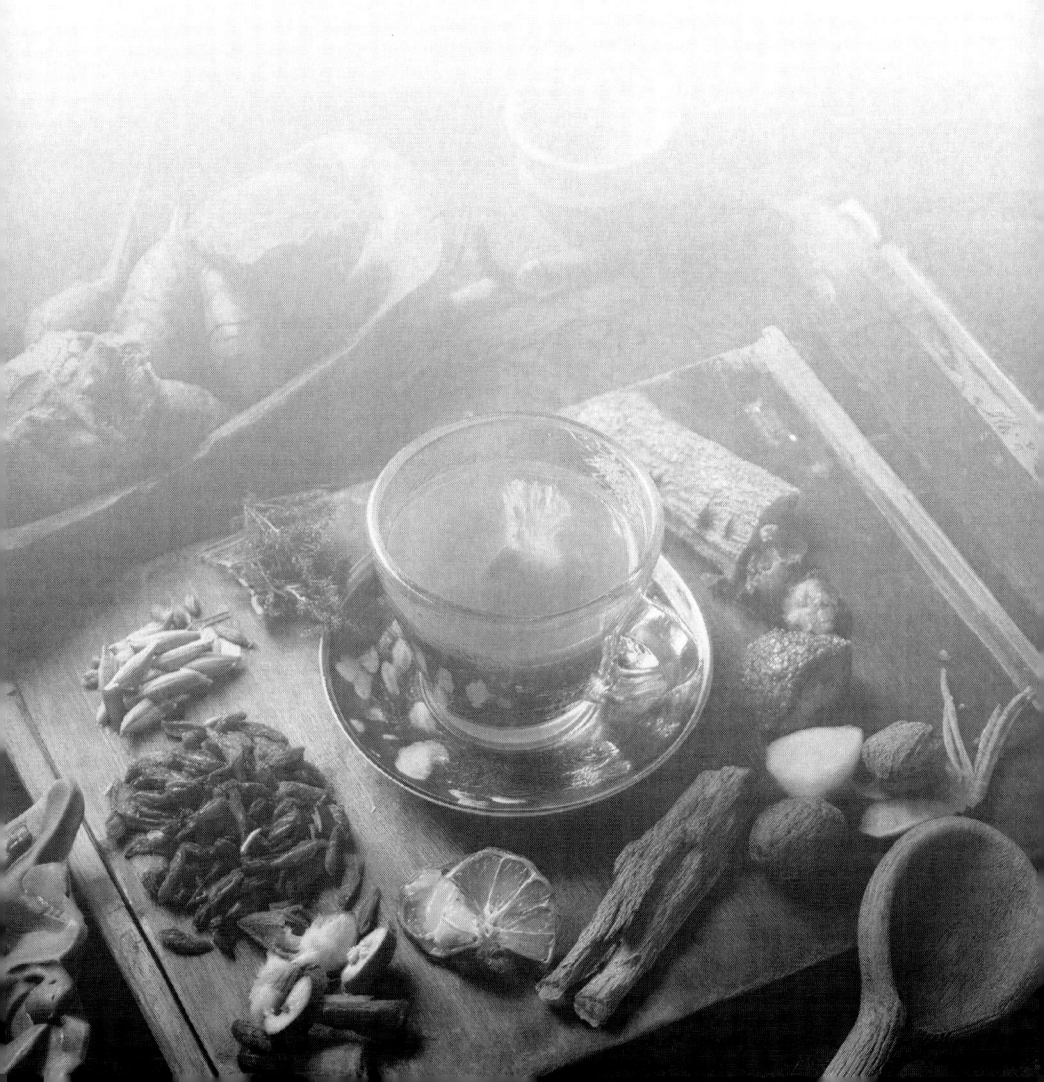

第一節　主要藥物的功效與主治

本方由附子、乾薑、甘草三味藥組成，其中附子是君藥，用量也最大。

一、附子

附子的主治與功效最早記載見於《神農本草經》。附子在《神農本草經》中被列為下品，《神農本草經》認為，附子味辛、溫有大毒。治風寒，咳逆，邪氣，溫中，金瘡，破症堅，積聚，血瘕，寒溼痿躄，拘攣，膝痛不能步行。系統運用附子當見於張仲景的《傷寒論》與《金匱要略》。在《傷寒論》與《金匱要略》中用附子的方劑有 33 首，另有 4 方後加減中涉及附子。

1. 附子的功效與主治

（1）手足厥冷：《傷寒論》四逆湯證有「厥逆而惡寒」（353 條）、「利而厥冷」（354 條）、「見厥」（377 條）以及「手足厥冷」（388 條）；又如通脈四逆湯證的「手足厥逆」（317 條）、「汗出而厥」（370 條）和通脈四逆加豬膽汁湯證的「汗出而厥」（390 條）。此三方中均有生附子、乾薑、炙甘草，其不同在於通脈四逆湯證和通脈四逆加豬膽汁湯證之症候較四逆湯證重，故生附子、乾薑用量較四逆湯大，三方所治厥逆證多由於大汗大下後

導致的陽氣虛衰欲脫，陰寒內盛，陽氣不得充於四肢所致。故取生附子大辛大熱，力猛效捷，善走之性，與乾薑、甘草等配伍可達到回陽救逆之功。對於由陽氣虛衰所致的手足逆冷症，仲景常以生附子與他藥合用來治療。因此，手足逆冷是生附子主症。現代藥理實驗研究顯示：附子一方面有強心升壓的作用，另一方面附子有擴張外周血管的作用，其煎劑可明顯擴張麻醉犬和貓的後肢血管，使血流增加。正是這兩方面的作用為中醫用附子治療手足厥冷提供了一定的實驗根據。

（2）腹痛：《傷寒論》第 318 條四逆散證方後注中有「腹中痛者，加附子一枚」之言，是仲景用附子治療腹痛證的直接證據。因附子性熱，故可知此「腹中痛」證當因寒所致；再如《金匱要略·腹滿寒疝宿食病脈證治》「腹中寒氣，雷鳴切痛，胸脅逆滿，嘔吐，附子粳米湯主之」。附子粳米湯治療中焦陽虛寒盛所致的腹痛、胸脅逆滿、嘔吐之證。仲景取附子辛熱之性，溫中散寒止痛；又如「脅下偏痛，發熱，其脈緊弦，此寒也，以溫藥下之，宜大黃附子湯」。大黃附子湯治療寒積裏實腹痛便祕之證。重用炮附子三枚，溫裏散寒，止腹痛脅痛。觀仲景用附子治療腹痛諸條文，可知因寒所致的腹痛證亦當是附子的主症。

（3）骨節痛：《傷寒論》與《金匱要略》中用附子治療骨節疼痛的方劑有五首，即桂枝附子湯、甘草附子湯、白朮附子湯、桂芍知母湯、附子湯。其中桂枝附子湯、白朮附子湯、甘草附子湯用於治療風溼相搏所致的骨節疼痛，因陽虛風寒溼邪流注

筋脈骨節所致，故重用炮附子，以達到溫陽散寒除溼止痛之效。

再如《金匱要略·中風歷節病脈證并治》「諸肢節疼痛，身體魁羸，腳腫如脫，頭弦短氣，溫溫欲吐，桂枝芍藥知母湯主之」。因歷節病日久，氣血陰陽均不足而又見風寒溼熱諸邪鬱搏之正虛邪瘦者。仲景用附子溫陽散寒除溼止痛，用麻黃、桂枝、防風、白朮等發汗散寒祛溼，因久病邪鬱化熱，陰血虧虛，又用知母、芍藥養陰清熱，生薑、甘草調和中氣。

又如《傷寒論》第305條因少陰陽氣虛衰、寒溼留著於骨節所致的「身體痛，手足寒，骨節痛」之證，仲景用附子湯治之。附子溫陽散寒除溼止痛，人參、白朮、茯苓益氣健脾祛溼，芍藥和血緩急止痛，諸藥共用以達到散寒除溼止痛之目的。由是觀之，因陽虛寒溼流注骨節所致的骨節痛，仲景常用附子助陽氣，散寒溼，止痹痛。故骨節痛亦是附子的主症，這正是仲景對《神農本草經》中附子主「寒溼痿躄，拘攣」的具體應用。且藥理研究發現，附子中的烏頭鹼及次烏頭鹼均有良好的止痛效果。

(4)胸痛：《金匱要略·胸痹心痛短氣病脈證治》中「心痛徹背，背痛徹心，烏頭赤石脂丸主之」。烏頭赤石脂丸用於治療陰寒內盛、胸陽虛衰之「心痛徹背、背痛徹心」。方中以附子配乾薑、花椒、烏頭、赤石脂等辛熱之品散胸中之寒以達到通痹止痛之效果。又如該篇中「胸痹緩急者，薏仁附子散主之」之薏薏附子散證。因寒溼阻滯胸陽，胸陽不暢故胸痹而痛。故用薏仁除溼，附子溫陽散寒止痛。因此，對於胸陽不足、寒溼阻滯的

胸痛證亦可作為附子的主症。

(5) 惡寒、惡風：《傷寒論》第 21 條「太陽病，下之後，脈促，胸滿者，桂枝去芍藥湯主之」，第 22 條「若微寒者，桂枝去芍藥加附子湯主之」。從條文來看，桂枝去芍藥加附子湯是桂枝去芍藥湯加炮附子一枚而來的，用於治療太陽病下之後，脈促，胸滿又見惡寒之證，此惡寒正是「無熱惡寒發於陰」之惡寒，為陽氣不足所致，非表證之惡寒，故予桂枝去芍藥湯振奮胸中之陽氣，又加附子溫養衛陽，表裏陽氣得充，胸滿，惡寒自消。

再如第 68 條「發汗，病不解，反惡寒者，虛故也，芍藥甘草附子湯主之」。芍藥甘草附子湯證之惡寒亦是陽氣不足所致。

又如第 155 條附子瀉心湯證所治療的正是熱痞兼見陽氣不足之惡寒證。此外《金匱要略》中更有「惡風者加附子一枚」之言，更是附子治療惡風、惡寒之明證。觀這些條文中的惡寒、惡風證均是由於陽氣虛損所致，附子有溫陽之效，因此惡寒、惡風可納入炮附子的主症。

(6) 脈沉微：《傷寒論》第 323 條「少陰病，脈沉者，急溫之，宜四逆湯」。與第 301 條「少陰病，始得之，反發熱，脈沉者，麻黃附子細辛湯主之」。兩條文所治主症均有脈沉，且方中均含有附子，其不同在於第 323 條四逆湯證已現少陰病，已現陽氣虛衰之象，但尚未發展到下利厥逆之時，見沉脈，仲景以四逆湯急溫之，而第 301 條麻黃附子細辛湯證為少陰兼見太陽

發熱表證，表證發熱，脈當浮，今現沉脈，可知此沉脈為陽虛所致，故予附子溫陽，麻黃解表，細辛辛溫散寒。又如第 61 條乾薑附子湯證「脈沉微」，第 315 條白通湯證「脈微」，第 385 條四逆加人參湯證「脈微」，第 317 條通脈四逆湯證「脈微欲絕」，第 389 條四逆湯證「脈微欲絕」。從上述條文來看，脈沉微乃是由於陽虛不能鼓動氣血所致，用附子則可振奮陽氣鼓動氣血運行。因此脈沉微亦是附子的使用指徵。

（7）陽虛：觀附子所治諸症多為陽虛寒盛所致，其治療均離不開附子性熱，具有回陽、溫陽、散寒之功，因此作為病機的陽虛亦是附子的用藥指徵。

從上述分析中可歸納出附子藥證有手足厥冷、腹痛、骨節痛、胸痛、惡寒惡風、脈沉微、陽虛。然仲景經方中所用附子有生用與炮用之別，其藥證亦有別。其中用於回陽救逆時，仲景均用生附子，取其力猛效捷之功，其藥證為手足逆冷；用於溫陽散寒止痛時，仲景多用炮附子，主要來治療各種疼痛，其藥證為腹痛，骨節痛，胸痛；而脈沉微、陽虛則是生附子和炮附子共同的主症。

2. 配伍與用量

仲景用附子尤重視配伍，合理地配伍可發揮增效減毒的效果。附子常用配伍如下：附子配乾薑、甘草既可增強附子的溫陽效果又可減輕其毒性，用於治療下利厥冷脈微等證，如四逆

湯等；附子配麻黃用於治療太陽少陰兩感證，如麻黃附子細辛湯、麻黃附子甘草湯；附子配大黃治療寒積裏實腹痛便祕之證，如大黃附子湯；附子配薏仁、敗醬草治療腸癰，如薏薏附子敗醬草散；附子配桂枝、白朮治療風溼相搏、骨節疼痛之證，如甘草附子湯。仲景方中的附子多去皮用，是因為附子皮中的生物鹼含量高，毒性大。去皮可有效地降低附子的毒性。仲景方中附子有生用與炮用之別，生附子用量多為「一枚」或者「大者一枚」；炮附子在治療風溼搏痛時，用量最大，達三枚之多，如桂枝附子湯、桂枝附子湯去桂枝加白朮湯，治療其他陽虛證時附子用量多在一到兩枚。

二、乾薑

乾薑功效早在《神農本草經》就有所記載，「乾薑，氣味辛、溫。主胸滿咳逆上氣，溫中，止血，出汗，逐風溼痹，腸澼下利」。系統使用並發揮乾薑藥證的記載當見於張仲景的《傷寒論》與《金匱要略》。兩書中乾薑出現的頻次有 93 次，使用乾薑的方劑就達 52 首之多。

1. 乾薑的功效與主治

（1）嘔逆，吐涎沫：《傷寒論》第 29 條所論因陰陽兩虛反發汗所導致的「厥，咽中乾，煩躁，吐逆」之證，以甘草乾薑湯以「復其陽」。該方在《金匱要略》中主治「肺痿吐涎沫而不咳」，

其症見「不渴，必遺尿，小便數……必弦，多涎唾」。並指出其病機為肺中冷，以上虛不能制下故也。同一方所主治症狀雖不同，但亦有共同之症狀「吐逆」，肺痿又多吐涎沫一症。然從二者之病機分析，都為中陽（胃陽）虛衰，飲邪內發所致。故《傷寒論》中甘草乾薑湯所主治「吐逆」一症，所吐之物亦當有「涎沫」。據此可得出乾薑的用藥指徵之一即吐逆，吐涎沫；其功效為溫陽化飲止嘔。張明發等透過研究乾薑的藥理發現乾薑可能是透過增強胃動力，提高賁門和幽門括約肌張力產生鎮吐作用。現代藥理研究揭示了乾薑止嘔的機制，亦可作為乾薑主嘔逆之旁證。

（2）咳喘：小柴胡湯之或然證「傷寒五六日中風……或不渴，身有微熱，或咳者，小柴胡湯主之」。有「咳」一證，在其方後注中有「若咳者，去人參、大棗、生薑，加五味子半升、乾薑二兩」之論。可知仲景治咳即用乾薑、五味子。真武湯證、四逆散證方後注中亦有「若咳者，加五味子半升，細辛一兩，乾薑一兩」和「咳者，加五味子、乾薑各五分，並主下利」之語。另小青龍湯證有「咳而微喘」，小青龍加石膏湯證有「咳而上氣，煩躁而喘」之論，仲景對兩證之病機自解為「心下有水氣」，故知該兩證之咳喘實為水飲射肺所致，因此方中以乾薑、細辛、半夏溫化其心下之水氣，水氣去則咳喘平。

由是觀之，乾薑治咳喘實為其溫散水飲功效之發揮。又《金匱要略》苓甘五味薑辛湯證的條文「衝氣即低，而反更咳，胸滿

者,用桂苓五味甘草湯,去桂加乾薑、細辛,以治其咳滿」中有「加乾薑、細辛,以治其咳滿」之論,以上可作為乾薑治咳喘的直接明證。析其治咳喘之病機,當為肺寒,其功效為溫肺散寒止咳平喘。故《神農本草經》有「乾薑主咳逆上氣」之論。

(3) 下利:《傷寒論》第316條少陰病真武湯證在其方後注中有「若下利者,去芍藥,加乾薑二兩」之論,據此可知仲景治寒溼下利證一般用乾薑,不用芍藥;第318條四逆散證方後注中亦有「咳者,加五味子、乾薑各五分,並主下利」的論述,因此有乾薑治「下利」則不言而明也。又《傷寒論》第386條「霍亂,頭痛發熱,身疼痛,熱多欲飲水者,五苓散主之;寒多不用水者,理中丸主之」。在理中丸方後注中有「寒者,加乾薑,足前成四兩半」之述。不難看出,乾薑所治下利病機當為寒。另生薑瀉心湯證有「腹中雷鳴下利」,甘草瀉心湯證有「其人下利,日數十行,穀不化,腹中雷鳴」,桂枝人參湯證有「利下不止」,四逆湯證有「利」、「下利」、「下利清穀」,桃花湯證有「下利便膿血」,白通湯證有「下利」,通脈四逆湯證有「下利清穀」。以上方證中均有下利一證,藥物組成中均有乾薑一藥,且這些方所主病機均有寒,亦不難發現仲景治寒性下利,必用乾薑一藥。陳存標透過藥理實驗發現乾薑有抑制小鼠胃腸蠕動的作用,證明單方乾薑對腹瀉藥效確實。該研究為乾薑治下利理論提供了實驗依據。

(4) 煩躁:《傷寒論》甘草乾薑湯證條文「傷寒脈浮……得

之便厥，咽中乾，煩躁，吐逆者，作甘草乾薑湯與之」。中有「煩躁」一證，而甘草乾薑湯所主病機為陽氣（中陽）虛衰。故其「煩躁」一證實為弱陽搏陰所致，故以乾薑二兩溫陽救逆，炙甘草四兩補中益氣，中陽溫，陽氣回，則煩躁自除。又乾薑附子湯證所主「晝日煩躁不得眠，夜而安靜」一證，其病機同為陽氣大衰，晝日弱陽得外界陽氣之助，可與陰爭，故煩躁；夜則弱陽入陰，故靜。治以乾薑附子湯扶陽抑陰。乾薑附子湯與甘草乾薑湯所治之證均有「煩躁」，病機均為陽衰，且二方中均有乾薑，故「煩躁」一證可作為乾薑之藥證，其功效為扶陽抑陰。

（5）厥逆（冷）：《傷寒論》第353條「大汗出，熱不去，內拘急，四肢疼，又下利厥逆而惡寒者，四逆湯主之」。與第354條「大汗，若大下利，而厥冷者，四逆湯主之」。此二條皆有「厥冷（逆）」之證，可視為四逆湯之主證。第317、370條之通脈四逆湯證亦有「厥冷（逆）」，其藥味組成與四逆湯證同，唯其不同點在於通脈四逆湯加重了乾薑與生附子的用量。從症情上講，通脈四逆湯證較四逆湯證重，即有虛陽外越，欲脫之象，故加重乾薑、生附子之量以求重劑挽救浮陽。然此二證之共同所主「厥冷（逆）」證，亦當為乾薑、生附之藥證。綜上，不難發現乾薑具有回陽救逆，治療厥冷（逆）之功效。且治療厥逆，常用附子配伍相須為用。該功效的發揮與乾薑能夠改善心功能，改善局部血液循環的作用有關。

（6）痛證：《金匱要略》甘草乾薑茯苓白朮湯主治「腎著病」，

症見「如坐水中，形如水狀，反不渴，小便自利，飲食如故……腰以下冷痛，腹重如帶五千錢」。探其病機，仲景自解為：「病屬下焦，身勞汗出，衣裡冷溼，久久得之。」此病當為寒溼下注所致。治以暖土祛溼。故以茯苓四兩、白朮二兩健脾利溼，甘草二兩補中益氣，乾薑四兩溫陽散寒止痛。由方後注中「煮取三升，分溫三服，腰中即溫」可知，此方劑藥後應以溫暖為佳，蓋此方中唯乾薑為大熱之藥，且乾薑四兩，於方中用量最大，因此該方證中「腰以下冷痛，腹重如帶五千錢」，亦可作為乾薑之藥證。又大建中湯所治之證「心胸中大寒痛，嘔不能飲食，腹中寒，上衝皮起，出見有頭足，上下痛而不可觸近」。其病機為：中陽虛衰，陰寒內盛，寒氣攻逆。方以花椒、乾薑溫裏散寒止痛，人參、飴糖補中緩急止痛。探該方治癒之機當以乾薑、花椒溫中散寒止痛為主，且方中乾薑（四兩）用量最大，因此，大寒痛可作為乾薑、花椒二藥之藥證。綜上，乾薑治痛之病機大抵為寒溼阻滯所致。張明發研究發現乾薑的醚提物和水提物都具有明顯鎮痛抗炎作用。這為乾薑治療寒性痛證提供了現實依據。

（7）出血：《金匱要略》之柏葉湯所治「吐血不止」一證和桃花湯所治「下利便膿血」一證，仲景均以一證而出方治，其義實難領會，然以方測證，則其義明矣。柏葉湯之側柏葉味苦性寒，善收溼止血；艾葉三把、乾薑三兩溫脾攝血；又其血逆於上又以馬通汁引而下行，此大抵為仲景制方之初衷。由此可

知吐血之病機當為中陽虛寒，氣不攝血。故以乾薑溫中健脾攝血。桃花湯治「下利便膿血」一證，以赤石脂甘溫，善溫中收斂，乾薑、粳米亦溫養脾胃之品，三藥合用可達到溫中止利收血之效。其下利便膿血之病機亦當為虛寒。兩方所治出血之機實為中焦虛寒，脾不攝血。乾薑一藥為溫中健脾散寒之佳品，中寒去，脾陽回，血自止。故《神農本草經》有「乾薑止血」一說。《備急千金藥方》亦有以乾薑為末，童尿調服治療吐血之論，實為乾薑主出血證之明鑑。

（8）寒：探析乾薑主吐逆、吐涎沫、咳喘、下利、煩躁、厥逆、痛、出血之機，可發現乾薑所治之證無不離其辛溫之性，其所治之證病性多為寒，因此病性為寒亦當作為乾薑用藥指徵之一。

2. 配伍與用量

仲景使用乾薑尤重視配伍，合理配伍亦有利於療效提高。常見配伍有：乾薑配甘草治療中陽虛衰之吐逆，如甘草乾薑湯，加人參、白朮即為理中丸，加附子即為四逆湯，加白朮、茯苓即為甘薑苓朮湯以治療腰以下冷痛，腹重如帶五千錢。乾薑配半夏治療嘔吐痰涎，如半夏乾薑散；加人參即乾薑半夏人參丸，治療妊娠嘔吐不止。乾薑配花椒、人參治療心胸大寒痛。乾薑配附子治療下利厥冷脈微，如四逆湯之類。乾薑配半夏、黃芩、黃連治療寒熱錯雜之心下痞，如半夏瀉心湯等。乾薑配

五味子、細辛治療咳喘，如小青龍湯等。經方中乾薑的用量一兩到四兩不等，其中在甘薑苓朮湯和大建中湯中用量最大，乾薑與他藥配伍以達到溫裏散寒止痛之目的；與生附子、甘草配伍時，其用量在三兩或者一兩半，因證情變化而不同；與人參、白朮配伍時，乾薑用量在三兩，以達到溫中散寒之目的；此外乾薑與半夏、黃芩、黃連配伍治療痞證時，用量多為一兩。

三、甘草

甘草為歷代醫家治病處方中用藥次數最多之藥，素有「國老」之稱。《神農本草經》中將其列為上品，謂其「主五臟六腑寒熱邪氣，堅筋骨，長肌肉，倍力，金創尰，解毒。久服輕身延年」。甘草在《傷寒論》和《金匱要略》中入藥次數最多，全篇幾乎三分之二的方劑中用到甘草。透過研究《傷寒論》和《金匱要略》中仲景使用甘草的條文和方劑，發現仲景用甘草有生炙之別。關於《傷寒論》中炙甘草的炮製，王奇研究認為「《傷寒論》中的炙甘草應為炒甘草，而並非蜜炙甘草」。

1. 甘草的功效與主治

（1）咽痛：《傷寒論》第 311 條甘草湯證，仲景用生甘草二兩煎湯治療少陰病咽痛證。少陰病之咽痛，大抵由少陰客熱咽喉所致。之所以用生甘草治療咽痛，因生甘草味甘性平偏寒，善清熱解毒，故而可治療咽痛。對於咽痛較重，用甘草湯效果

不佳時，可用桔梗湯治療，桔梗湯乃生甘草加桔梗而成，桔梗開肺利咽，客熱除，咽痛自止。因此，咽痛是甘草的一個主症。

（2）咳喘：經方中有多處用甘草治療咳喘證，如麻黃湯、小青龍湯、桂枝加厚朴杏子湯、麻杏石甘湯、苓桂朮甘湯等。觀《傷寒論》、《金匱要略》中治療咳喘之證，外感大抵為肺失宣降，內傷多由痰飲所致。對於麻黃湯、小青龍湯、麻杏石甘湯等方劑中甘草的作用，醫家大都以調和諸藥之性為解。殊不知甘草自有化痰止咳平喘之功。現代藥理研究顯示，甘草具有促進氣管支氣管黏膜分泌，有利於痰液咳出，緩解支氣管平滑肌痙攣而達到止咳平喘的作用。因此，臨床將其製成成藥，如複方甘草片來治療咳喘。

（3）攣急、疼痛：《傷寒論》中用甘草配伍芍藥，治療陰血不足所致的「腳攣急」。芍藥酸苦養陰，甘草甘平緩急，酸甘化陰，可養陰血；芍藥尚有「除惡血、通血痹」，甘草「通經脈，利血氣」之效，故而可治療腳攣急之證，正是獲得其緩急止痛之效。再如仲景治療風溼痹痛諸方中必用甘草，如桂枝附子湯、白朮附子湯、甘草附子湯、桂枝芍藥知母湯等。以上方劑中，甘草多與附子相配伍，在三個附子湯中，甘草與附子相配，既可以與附子辛甘化陽，以散寒溼之邪，又可以發揮緩急止痛之功效，還可以兼制附子之毒，因三個附子湯中，附子用量是經方中最大的，達三枚之多，甘草可減輕附子之毒；寒溼去，陽氣回，則痹痛自當減輕。

第二章　臨床藥理基礎解析

（4）下利：經方中用治療下利的大部分方劑中均用到甘草。在治療熱利時，常與黃芩、黃連等一起用，如葛根芩連湯、黃芩湯、黃芩加半夏生薑湯等。方中取甘草之甘與黃芩、黃連之苦相合，清熱不傷陰。在治療虛寒性下利時，甘草常與乾薑、白朮或者乾薑、附子同用，如理中丸、桂枝人參湯、四逆湯等，甘草與乾薑，或者與附子同用，可辛甘化陽，以加強乾薑、附子的溫中止利之功。而在治療寒熱錯雜下利時，仲景又常用甘草與人參、大棗補中益氣，配合辛開苦降之藥以升降氣機，如三瀉心湯。藥理研究發現：甘草的止利作用是透過解除腸痙攣來實現的。

（5）心悸：《傷寒論》第64條用於治療發汗過多，而出現的「心下悸，欲得按」，仲景以甘草配桂枝來治療。第177條炙甘草湯更是以炙甘草作為主藥來治療「脈結代，心動悸」。同時在經方中，大部分含有麻黃的方劑中以常配伍甘草，因麻黃中的麻黃鹼有加速心率的作用，單獨使用會對患者帶來心悸的感覺，甘草配伍麻黃卻可以減輕麻黃發汗所帶來的這種不適，從側面印證了甘草有止悸的作用。

（6）解毒：甘草的解毒作用在《神農本草經》中已有記載，仲景在《傷寒論》與《金匱要略》中既用其來解食毒，如《金匱要略·果實菜穀禁忌并治》中治誤食水茛菪中毒方中用一味甘草煮汁解茛菪鹼之毒，仲景謂其「服之即解」；又常用其來與有毒藥物相殺配伍，以減輕有毒藥物的毒性。如最常見的是與附子、

065

烏頭等配伍，可以減輕其毒性。近年來人們研究甘草對附子的解毒作用的原理發現：一方面甘草中甘草酸的水解產物葡萄糖醛酸能與附子中的烏頭鹼化合生成無毒物質經小便代謝排出；另一方面甘草中的甘草次酸具有類腎上腺皮質激素的作用。正是這樣的作用，使得甘草具有解附子、烏頭毒的作用。

2. 配伍與用量

甘草的常見配伍：甘草用於補氣，常與人參、大棗相配伍，如炙甘草湯、旋覆代赭湯；治療咽痛時，可單獨使用，也可與桔梗配伍使用；養胃和中時可與粳米相配伍，如白虎湯、竹葉石膏湯；用於解表常配伍生薑、大麥；治療咳喘時，可配伍麻黃，如麻黃湯、麻杏石甘湯等；緩急止痛常與芍藥相配，如芍藥甘草湯、小建中湯等；治療陽虛心悸時，常與桂枝相配，如桂枝甘草湯；用於溫中時，常與乾薑配伍，如甘草乾薑湯等。凡藥性峻烈或有毒性的藥物均可配甘草。

《金匱要略》中甘草最大用量為五兩，如橘皮竹茹湯，與參棗同用，旨在補虛益胃。在甘草乾薑湯、炙甘草湯中用量為四兩；一般用量為一到三兩，若用於臟躁，心動悸時，則用量宜大。

第二節　主要藥物的作用機制

一、附子

性味歸經：辛甘，熱，有毒。歸心、脾、腎經。

功能主治：①回陽救逆。有較強的回陽作用。用於畏寒、肢冷、脈微欲絕之虛脫，常配伍人參，或乾薑、甘草。②補益陽氣。附子辛熱，其性走而不守，能通行十二經，故凡陽氣不足之證均可用之，尤能補益腎陽。③祛寒止痛。本品大熱，祛寒力強，故能治寒邪內侵之胃腹疼痛、泄瀉，以及寒濕阻絡之痹痛。

用法用量：煎湯內服，3～9g；或入丸、散。研末調敷外用。

注意：陰虛陽盛，真熱假寒及孕婦均禁服。

二、乾薑

性味歸經：辛、熱。歸脾、胃、腎、心、肺經。

功能主治：溫中散寒，回陽通脈，燥濕消痰。用於脘腹冷痛，嘔吐泄瀉，肢冷脈微，痰飲喘咳。

用法用量：煎湯內服，1.5～4.5g。

注意：陰虛內熱、血熱妄行者忌服。孕婦慎服。

三、甘草

性味歸經：甘，平。歸心、肺、脾、胃經。

功能主治：補脾益氣，清熱解毒，祛痰止咳，緩急止痛，調和諸藥。用於脾胃虛弱，倦怠乏力，心悸氣短，咳嗽痰多，脘腹、四肢攣急疼痛，癰腫瘡毒，緩解藥物毒性、烈性。

用法用量：煎湯內服，1.5～9g。

注意：實證中滿腹脹忌服。

第三節　四逆湯功效與主治

四逆湯具有回陽救逆之效，主治少陰病如四肢厥逆、下利清穀、嘔吐腹痛、苔白滑、脈沉遲或細微等症。其中附子大辛大熱，具有回陽救逆、補火助陽、散寒止痛的功效，為君藥，其主要成分為烏頭類生物鹼。乾薑性味辛熱，具有溫中散寒、回陽通脈的功效，在四逆湯中可助附子回陽，為臣藥，其主要成分為總精油和薑辣素類化合物。主要藥理作用有強心、耐缺氧、升壓、抗休克、對缺血心肌保護等。臨床運用於凍傷、血栓閉塞性脈管炎、雷諾氏症候群、冠心病、下肢動脈閉塞以及靜脈血栓形成等。有學者從能量代謝的角度提出其「驅散寒邪、回陽救逆」的機制。後世醫家醫案多見記載，用於治療霍亂、惡

寒、瘧、泄瀉、嘔吐等，現代多用於治療心臟病、血壓異常、休克、高脂血症、腎炎、梅尼爾氏症等。

四逆湯功效為回陽救逆，主治少陰病。症見陽虛欲絕、冷汗自出、四肢厥逆、惡寒蜷臥、嘔吐不渴、腹痛下利、神衰欲寐、舌苔白滑、脈象微細等症。四逆湯及其類方，乃仲景為少陰證脾腎陽虛、陰寒內盛之「脈微細，但欲寐」所設，是治療少陰虛寒證的代表方劑，具有回陽救逆、固脫生津、益陰安神、益陰和陽、溫陽利水、散寒祛溼等功效，主要用於少陰病亡陽為主要病機的一類病症。

上篇　經典溫習

第三章

經方源流與理論架構

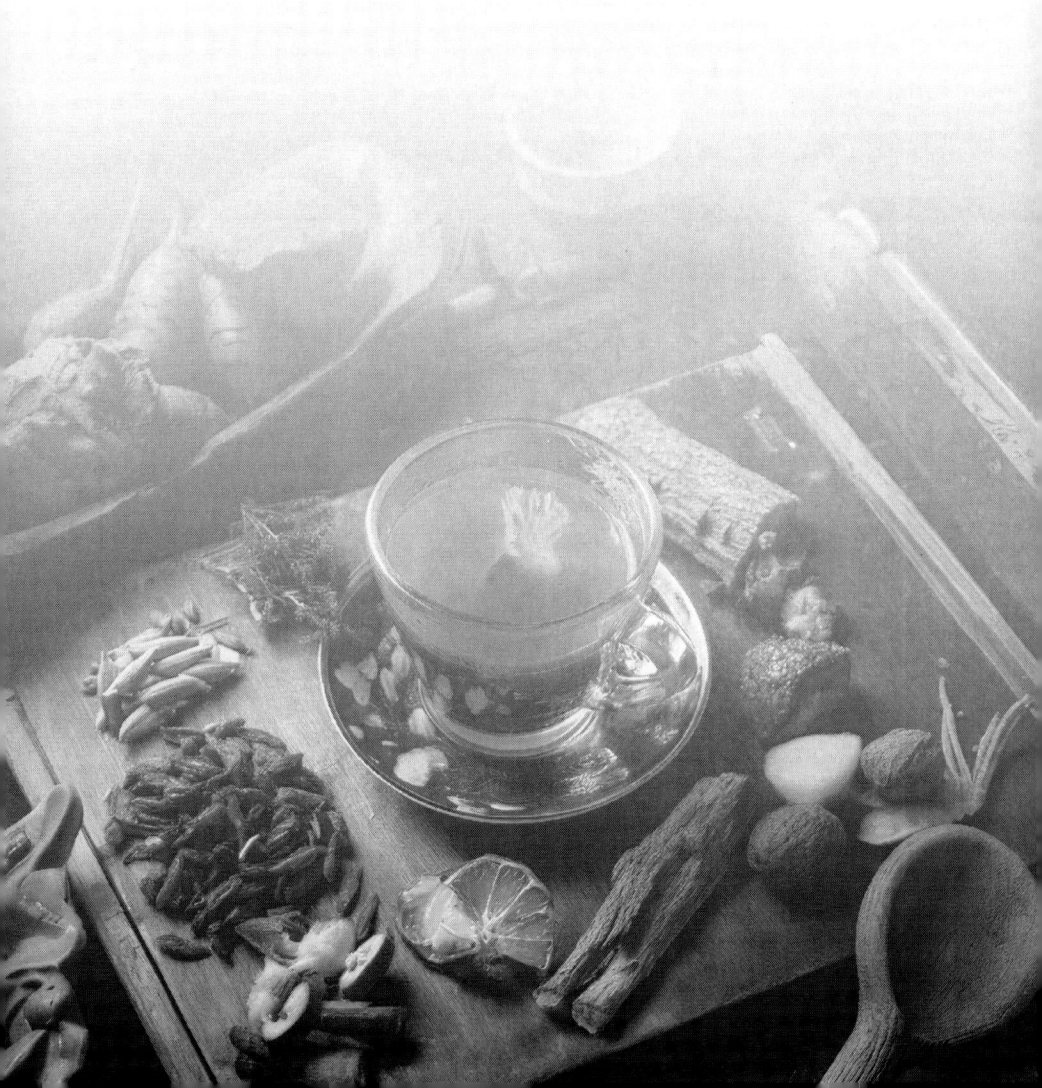

第一節　源流

四逆湯為東漢名醫張仲景之名方，始載於《傷寒論》，具有回陽救逆之效。

東漢《傷寒論》中四逆湯主要治療傷寒、霍亂、腹瀉，這也是後世醫家運用此方治療的主要病症。唐代運用四逆湯加味治療腰痛、腳氣、三瘧、小兒病、外科癰疽等病。至明代，除元代以外，各代運用四逆湯治療病種逐漸增加。清代能夠運用四逆湯治療的病很多，涉及此方面的文獻也很多，但是病名的範圍有所減少，趨向於幾個比較有限的病。從歷代症候分布情況來看，宋代、明代、清代涉及的症候比較多，其中宋代以四逆湯治療脾腎兩臟陽虛等症候居多，明代症候以寒溼病症居多，清代多用四逆湯治療腎陽虛的相關症候，以真陽衰竭之戴陽證為佳。

四逆湯是少陰虛寒證的名方，其組藥簡單力專而療效顯著，堪稱救逆之祖方。《傷寒論》中四逆湯先後出現多次，其主治多為汗吐下太過、四肢厥逆、下利清穀、脈沉遲或微細、惡寒、四肢或腹內拘急等。根據經絡學說，少陰經包括足少陰腎經和手少陰心經。因此，少陰虛寒證是指心陽、腎陽兩虛，陰寒內盛的一種虛寒症。這種症的發生與感受外界寒邪息息相關。如果患者抵抗能力差，發病即可見一系列心腎陽虛，陰寒內盛的症狀時，便形成寒邪直中少陰。但多數患者感受外界寒邪後，

在發病過程中損傷了心腎陽氣,以致寒邪深入少陰而導致虛寒症候。「觀其脈證,隨證治之」是仲景《傷寒論》中的指導思想,是辨證論治的靈魂。

第二節　古代醫家方論

一、四逆湯的各家論述

吳謙

　　方名四逆者,主治少陰中外皆寒,四肢厥逆也。君以炙草之甘溫,溫養陽氣;臣以薑附之辛溫,助陽勝寒;甘草得薑附,鼓腎陽,溫中寒,有水中暖土之功;薑附得甘草,通關節,走四肢,有逐陰回陽之力。腎陽鼓,寒陰消,則陽氣外達而脈升,手足溫矣。(《刪補名醫方論》)

費伯雄

　　四逆湯為四肢厥逆而設。仲景立此方,以治傷寒之少陰症。若太陰之腹痛下利、完穀不化,厥陰之惡寒不汗、四肢厥冷者亦宜之。蓋陰慘之氣深入於裏,真陽幾幾欲絕,非此純陽之品,不足以破陰氣而發陽光。又恐薑附之性過於燥烈,反傷上焦,故倍用甘草以緩之。立方之法,盡美盡善。後人分傳經為熱厥,直中為寒厥,程郊倩譏之。然亦有未可盡非者。仲景

曰：「傷寒一二日至四五日而厥者，必發熱，應下之。」此明明說厥逆在前，發熱在後，及至發熱則不復厥冷，乃傷寒失下之症，故盪滌邪滯，則發熱自退，本非為厥而不熱者言也。

程氏又云：「下之者，下其熱，非下其厥也，遇發熱則可下，遇厥則萬不可下。」此數語最為明白了當，可見傳經之邪亦自有當下者，但不可概謂之熱厥耳。四逆者，必手冷過肘，足冷過膝，脈沉細無力，腹痛下利等象咸備，方可用之，否則不可輕投。(《醫方論》)

羅美

王又源：……四逆為陽微不周，然真陽未盡亡也。君以炙草之甘溫，溫養微陽；臣以乾薑、附子之辛溫，通關節，走四肢。此因內陽微而外寒甚，故制為陽氣外達之劑。(《古今名醫方論》)

王晉三

四逆者，四肢逆冷，因證以名方也。凡三陰一陽證中，有厥者皆用之，故少陰用以救元海之陽，太陰用以溫臟中之寒。厥陰薄厥，陽欲立亡，非此不救。至於太陽誤汗亡陽，亦用之者，以太、少為水火之主，非交通中土之氣，不能內復真陽，故以生附子、生乾薑徹上徹下，開關群陰，迎陽歸舍，交接於十二經。反覆以炙草監之者，亡陽不至於大汗，則陽未必盡亡，故可緩制留中，而為外召陽氣之良法。(《絳雪園古方選注》)

二、單味藥的各家論述

1. 附子

張元素：附子以白朮為佐，乃除寒溼之聖藥，溼藥宜少加之引經。又益火之原，以消蔭翳，則便溺有節，烏、附是也。

王好古：入手少陽三焦、命門之劑，浮中沉，無所不至。附子味辛大熱，為陽中之陽，故行而不止，非若干薑止而不行也。非身表涼而四肢厥者，不可僭用，如用之者，以其治四逆也。

朱震亨：仲景八味丸，附子為少陰之嚮導，其補自是地黃，後世因以附子為補，誤矣。附子走而不守，取健悍走下之性，以行地黃之滯，可致遠。

《傷寒蘊要》：附子，乃陰證要藥，凡傷寒傳變三陰及中寒夾陰，雖身大熱而脈沉者，必用之。或厥冷腹痛，脈沉細，甚則唇青囊縮者，急須用之，有退陰回陽之力，起死回生之功。近世陰證傷寒，往往疑似，不敢用附子，直待陰極陽竭而用之，已遲矣。且夾陰傷寒，內外皆陰，陽氣頓衰。必須急用人參，健脈以益其原，佐以附子，溫經散寒。捨此不用，將何以救之？

虞摶：附子稟雄壯之質，有斬關奪將之氣。能引補氣藥行十二經，以追復散失之元陽；引補血藥入血分，以滋養不足之真陰；引發散藥開腠理，以驅逐在表之風寒；引溫暖藥達下焦，以祛除在裏之冷溼。

《本草蒙筌》：天雄，其氣親上，補上焦陽虛；附子，其氣親下，補下焦陽虛；烏頭，守而不移，居乎中者也；側子，其氣輕揚，宜其發四肢、克皮毛，為治風疹之神妙也；烏喙，其氣鋒銳，宜共通經絡、利關節，尋蹊達徑，而直抵病所也。

《本草綱目》：按《張松究原方》云，附子性重滯，溫脾逐寒。川烏頭性輕疏，溫脾祛風。若是寒疾，即用附子；風疾即用川烏頭。一云，凡人中風，不可先用風藥及烏、附。若先用氣藥，後用烏、附乃宜也。又凡用烏、附藥，並宜冷服者，熱因寒用也。蓋陰寒在下，虛陽上浮，治之以寒，則陰氣益甚而病增；治之以熱，則拒格而不納。熱藥冷飲，下嗌之後，冷體既消，熱性便發，而病氣隨癒。不違其情而致大益，此反治之妙也。昔張仲景治寒疝內結，用蜜煎烏頭。《近效方》治喉痹用蜜炙附子，含之咽汁。朱丹溪治疝氣，用烏頭、梔子。並熱因寒用也。……烏、附毒藥，非危病不用，而補藥中少加引導，其功甚捷。有人才服錢匕，即發燥不堪，而昔人補劑用為常藥，豈古今運氣不同耶？荊府都昌王，體瘦而冷，無他病，日以附子煎湯飲，兼嚼硫黃，如此數歲。蘄州衛張百戶，平生服鹿茸、附子藥，至八十餘，康健倍常。……若此數人，皆其臟腑稟賦之偏，服之有益無害，不可以常理概論也。又《瑣碎錄》言：滑臺風土極寒，民啖附子如啖芋、慄：此則地氣使然爾。

《本草正》：附子，因其善走諸經，故曰與酒同功，能除表裏沉寒，厥逆寒噤，溫中強陰，暖五臟，回陽氣……格陽喉

痹,陽虛二便不通及婦人經寒不調,小兒慢驚等證。大能引火歸原,制伏虛熱,善助參、芪成功,尤贊朮、地建效,無論表證裏證,但脈細無神,氣虛無熱者所當急用。

《本草彙言》:附子,回陽氣,散陰寒,逐冷痰,通關節之猛藥也……諸病真陽不足,虛火上升,咽喉不利,飲食不入,服寒藥愈甚者,附子乃命門主藥,能入其窟穴而招之,引火歸原,則浮游之火自熄矣。凡屬陽虛陰極之候,肺腎無熱證者,服之有起死之殊功。

《神農本草經讀》:附子,味辛氣溫,火性迅發,無所不到,故為回陽救逆第一品藥。《本經》云,風寒咳逆邪氣,是寒邪之逆於上焦也。寒溼痿躄,拘攣膝痛不能行步,是寒邪著於下焦筋骨也。症堅積聚,血瘕,是寒氣凝結,血滯於中也。考《大觀》本,「咳逆邪氣」句下,有「溫中,金瘡」四字,以中寒得暖而溫,血肉得暖而合也。大意上而心肺,下而肝腎,中而脾胃,以及血肉筋骨營衛,因寒溼而病者,無有不宜。即陽氣不足,寒氣內生,大汗、大瀉、大喘、中風卒倒等症,亦必仗此大氣大力之品,方可挽回,此《本經》言外意也。

誤藥大汗不止為亡陽,如唐之幸蜀,仲景用四逆湯、真武湯等法以迎之;吐利厥冷為亡陽,如周之守府,仲景用通脈四逆湯、薑附湯以救之。且太陽之標陽,外呈而發熱,附子能使之交於少陰而熱已;少陰之神機病,附子能使自下而上而脈生,周行通達而厥愈。合苦甘之芍、草而補虛,合苦淡之苓、芍而

溫固……仲景用附子之溫有二法：雜於苓、芍、甘草中，雜於地黃、澤瀉中，如冬日可愛，補虛法也；佐以薑、桂之熱，佐以麻、辛之雄，如夏日可畏，救陽法也。用附子之辛，亦有三法：桂枝附子湯、桂枝附子去桂加白朮湯、甘草附子湯，辛燥以袪除風溼也；附子湯、芍藥甘草附子湯，辛潤以溫補水臟也；若白通湯、通脈四逆湯加人尿豬膽汁，則取西方秋收之氣，保復元陽，則有大封大固之妙矣。

《本草正義》：附子本是辛溫大熱，其性善走，故為通行十二經純陽之要藥，外則達皮毛而除表寒，裏則達下元而溫痼冷，徹內徹外，凡三焦經絡，諸臟諸腑，果有真寒，無不可治。但生者尤烈，如其群陰用事，汨沒真陽，地加於天；倉猝暴病之肢冷膚清，脈微欲絕，或上吐下瀉，澄澈清冷者，非生用不為功。而其他寒病之尚可緩緩圖功者，則皆宜泡製較為馴良。唯此物善腐，市肆中皆是鹽製之藥，而又浸之水中，去淨鹹味，實則辛溫氣味，既受制於鹽之鹹，復再制於水之浸，真性幾於盡失。故用明附片者，必以乾薑、吳萸等相助為理，方有功用，獨用錢許，其力甚緩。壽頤嘗於臨證之餘，實地體驗，附片二錢，尚不如桂枝三五分之易於桴應，蓋真性久已淘汰，所存者寡矣。是以苟遇大證，非用至二三錢，不能有效，甚者必四五錢，非敢孟浪從事，實緣物理之真，自有非此不可之勢。若用生附，或兼用烏頭、草烏，終嫌毒氣太烈，非敢操必勝之券矣。

2. 乾薑

　　張元素：乾薑本辛，炮之稍苦，故止而不移，所以能治裏寒，非若附子行而不止也。理中湯用之者，以其回陽也。

　　李杲：乾薑，生辛炮苦，陽也，生用逐寒邪而發表，炮則除胃冷而守中，多用之耗散元氣，辛以散之，是壯火食氣故也，須以生甘草緩之。辛熱以散裏寒，同五味子用以溫肺，同人參用以溫胃也。

　　朱震亨：乾薑，入肺中利肺氣，入腎中燥下溼，入肝經引血藥生血，同補陰藥亦能引血藥入氣分生血，故血虛發熱、產後大熱者，用之。止唾血、痢血，須炒黑用之。有血脫色白而夭不澤，脈濡者，此大寒也，宜乾薑之辛溫以益血，大熱以溫經。

　　《本草綱目》：乾薑，能引血藥入血分、氣藥入氣分。又能去惡養新，有陽生陰長之意，故血虛者用之。而人吐血、衄血、下血，有陰無陽者，亦宜用之，乃熱因熱用，從治之法也。

　　《本草經疏》：乾薑，辛可散邪理結，溫可除寒通氣，故主胸滿咳逆上氣，溫中出汗，逐風溼痹，下痢因於寒冷，止腹痛。其言止血者，蓋血虛則發熱，熱則血妄行，乾薑炒黑，能引諸補血藥入陰分，血得補則陰生而熱退，血不妄行矣。治腸澼，亦其義也。

　　《本草正》：若下元虛冷，而為腹疼瀉痢，專宜溫補者，當以乾薑炒黃用之。若產後虛熱，虛火盛而唾血、痢血者，炒焦

用之。若炒至黑炭，已失薑性矣。其亦有用以止血者，用其黑澀之性已耳。若陰盛格陽、火不歸原及陽虛不能攝血，而為吐血、衄血、下血者，但宜炒熟留性用之，最為止血之要藥。

《藥品化義》：乾薑乾久，體質收束，氣則走泄，味則含蓄，比生薑辛熱過之，所以止而不行，專散裏寒。如腹痛身涼作瀉，完穀不化，配以甘草，取辛甘合化為陽之義。入五積散，助散標寒，治小腹冷痛；入理中湯定寒霍亂，止大便溏泄；助附子以通經寒，大有回陽之力；君參朮以溫中氣，更有反本之功。生薑主散，乾薑主守，一物大相迥別，孕婦勿用。

《本草崇原》：《神農本經》只有乾薑、生薑，而無炮薑，後人以乾薑炮黑，謂之炮薑。《金匱要略》治肺痿用甘草乾薑湯，其乾薑亦炮，是炮薑之用，仲祖其先之矣。薑味本辛，炮過則辛味稍減，主治產後血虛身熱，及裏寒吐血、衄血、便血之證。若炮製太過，本質不存，謂之薑炭，其味微苦不辛，其質輕浮不實，又不及炮薑之功能矣。即用炮薑，亦必須三衢開化之母薑，始為有力。

《本草求真》：乾薑，大熱無毒，守而不走。凡胃中虛冷，元陽欲絕，合以附子同投，則能回陽立效，故書則有附子無薑不熱之句，與仲景四逆、白通、薑附湯皆用之。且同五味則能通肺氣而治寒嗽，同白朮則能燥溼而補脾，同歸芍則能入氣而生血。

《神農本草經》：乾薑，味辛溫，無毒。治胸滿，咳逆上氣，

溫中，止血，出汗，逐風溼痹，腸澼下利。生者尤良。

《名醫別錄》：乾薑，大熱，無毒。主治寒冷腹痛，中惡、霍亂、脹滿，風邪諸毒，皮膚間結氣，止唾血。

《藥性論》：治腰腎中疼冷，冷氣，破血，祛風，通四肢關節，開五臟六腑，祛風毒冷痹，夜多小便。治嗽，主溫中，霍亂不止，腹痛，消脹滿冷痢，治血閉。患者虛而冷，宜加用之。

《唐本草》：治風，下氣，止血，宣諸絡脈，微汗。

《日華子本草》：消痰，下氣，治轉筋，吐瀉，腹臟冷，反胃乾嘔，瘀血，撲損，止鼻洪，解冷熱毒，開胃，消宿食。

《醫學啟源》：《主治祕要》云……通心氣，助陽，一也；去臟腑沉寒，二也；發諸經之寒氣，三也；治感寒腹痛，四也。

王好古：主心下寒痞，目睛久赤。

《醫學入門》：炮薑，溫脾胃，治裏寒水泄，下利腸澼，久瘧，霍亂，心腹冷痛脹滿，止鼻衄，唾血，血痢，崩漏。

《長沙藥解》：燥溼溫中，行鬱降濁……下衝逆而平咳嗽，提脫陷而止滑泄。

3. 甘草

《藥品化義》：甘草，生用涼而瀉火，主散表邪，消癰腫，利咽痛，解百藥毒，除胃積熱，去尿管痛，此甘涼除熱之力也。炙用溫而補中，主脾虛滑瀉，胃虛口渴，寒熱咳嗽，氣短困

倦，勞役虛損，此甘溫助脾之功也。但味厚而太甜，補藥中不宜多用，恐戀膈不思食也。

第三節　現代醫家方論

劉渡舟

　　四逆湯，回陽救逆，去寒消陰。方中附子溫暖腎陽；乾薑溫中散寒，以降寒逆；甘草健脾和胃，以緩陰氣之逆，以將附子回陽溫寒。(《金匱要略詮解》)

余無言

　　閻德潤曰，四逆湯之用，則曰急當救裏，曰先溫其裏，曰手足厥冷，曰脈沉遲或欲絕。是明證有循環之障礙也，故略其他一切症狀而不顧，急宜救其循環障礙者也。漢醫一般謂扶陽為急，即此意耳，蓋附子含有烏頭鹼，雖屬虛脫藥，然少量用之，亦可強心，故陳念祖謂附子為斬荊奪關之良將，用於少陰，以救元氣。用於太陽，以溫經脈。用於太陰，以治寒溼。用於厥陰，以回薄厥。言配於他方，皆能發揮其強心作用者也，方後云，強人可大附子一枚，常人則取中者，小人則取小者，蓋亦深注意於其用量者也。乾薑為辛性健胃藥，甘草為調味之劑，故陳念祖曰，以甘草主之者，從容籌劃者也。(按：甘草通經復脈，炙甘草湯，以之為首。)(《傷寒論新義》)

第三章 經方源流與理論架構

符潤清

　　四逆湯中附子與乾薑相配,則徹上徹下,乃溫經救陽之峻劑,開闢群陰,迎陽歸舍,交接十二經。以甘草主之者,乃從容籌劃,自有將將之能也,用甘草之緩,抑制附子大毒之猛,從而達到治療目的。如果附子炮製過熟,限制它不能通行十二經絡,不走只守,就會影響療效,這大概是仲景的原意。(《曲靖地區老中醫經驗選編第一集》)

黃煌

　　使用本方除方證中的辨證要點外,辨體質有時也很重要。尤其是疾病處於攻堅階段,常常是寒熱混淆,虛實難辨的,此時一定要看體質。一般適合本方患者的多屬陰寒體質。所謂陰寒體質,就是外觀形體偏胖,但缺少光彩(陰胖者多紅潤、油光;二陰寒體質的人面色多晦暗、蒼白或暗黃),肌肉鬆軟,按之無力,皮膚多乾燥,晨起面多浮腫,目睛無神或眼瞼易浮腫,外觀精神萎靡,面帶倦容,唇色黯淡乾枯,舌質淡胖而暗,多有齒痕,舌苔黑潤或白滑。平時畏寒喜暖,四肢常冷,尤其下半身為著,易疲倦,好靜惡動,大便常稀溏不成形,小便清長,口不乾渴或渴不多飲或喜熱飲等。(《經方100首》)

唐步祺

　　附子是一團烈火也。凡人一身,全賴一團真火,真火欲絕,故病見純陰。仲景用之以補先天欲絕之火種,故用之以為君。乾薑辛烈溫散,能蕩盡陰邪之阻塞,使附子能直入根蒂,火種

復興，而性命立復，故曰回陽。陽氣既回，若無土覆之，光焰易熄，雖生不永，故繼以甘草之甘，以緩其正氣，緩者即伏之之意也。真火伏藏，命根永固，故得重生也。《傷寒論》原文治下利清穀，三陰厥逆，惡寒，脈沉二微者。前哲謂：寒病多為陽虛，二四逆湯亦不獨為少陰立法。凡太陽病脈沉與寒入三陰及一切陽虛之證，俱能治之。鄭氏在《醫法圓通》中說：「少陰為水火交會之地，元氣之根。四逆湯不專為少陰立法，而上、中、下三部之法俱備。」隨即舉出其圓通應用法：①治頭腦冷。②治氣喘痰鳴。③治耳腫皮色如常。④治舌黑唇焦、不渴少神。⑤治喉痛、畏寒、腳冷。⑥治喉痛、身大熱、面赤、目瞑、舌冷。⑦治吐血困倦。⑧治齒縫流血。⑨治朝食暮吐、完穀不化。⑩治足心發熱如焚、不渴尿多。治面赤發熱、汗出抽掣。治大便下血、氣短少神。治頭搖、面白少神。治背冷目瞑。治舌腫硬而青。治唇腫而赤、不渴。治鼻涕如注、面白少神。治尿多。治周身發起包塊、皮色如常。治周身忽現紅片如雲、不熱不渴。治發熱、譫語、無神、不渴。治兩目白睛青色。治兩目赤霧縷縷，微脹不痛。最後鄭氏說：「此方功用頗多，得其要者，一方可治救數百種病，因病加減，其功用更為無窮。余每用此方，救好多人，人咸曰余為薑、附先生。」的確，對於四逆湯能起死回生作用的重現，與善用之而活人無數，直可說是前無古人。筆者在臨床中，細思此方既能回陽，則凡世之一切陽虛陰盛為病者，皆可服也，何必定要見四肢厥

逆，腹痛下利，脈微欲絕等症而始用之，一見是陽虛症，而即以此方在分兩輕重上斟酌，效如桴鼓，從未發生任何副作用，實由鄭氏三書之教導也。(《鄭欽安醫書闡釋》)

上篇　經典溫習

中篇
臨證新論

　　本篇從三個部分對四逆湯的臨證進行論述：第一章臨證概論對古代和現代的臨證運用情況進行了整理；第二章介紹經方的臨證思維，從臨證要點、與類方的鑑別要點、臨證思路與加減、臨證應用調護與預後等方面進行展開論述；第三章為臨床各論，從內科、外科、婦科、兒科等方面，以臨證精選和醫案精選為基礎進行詳細的解讀，充分表現了中醫「異病同治」的思想，為讀者提供廣闊的應用範圍。

中篇　臨證新論

第一章

四逆湯臨床應用概論

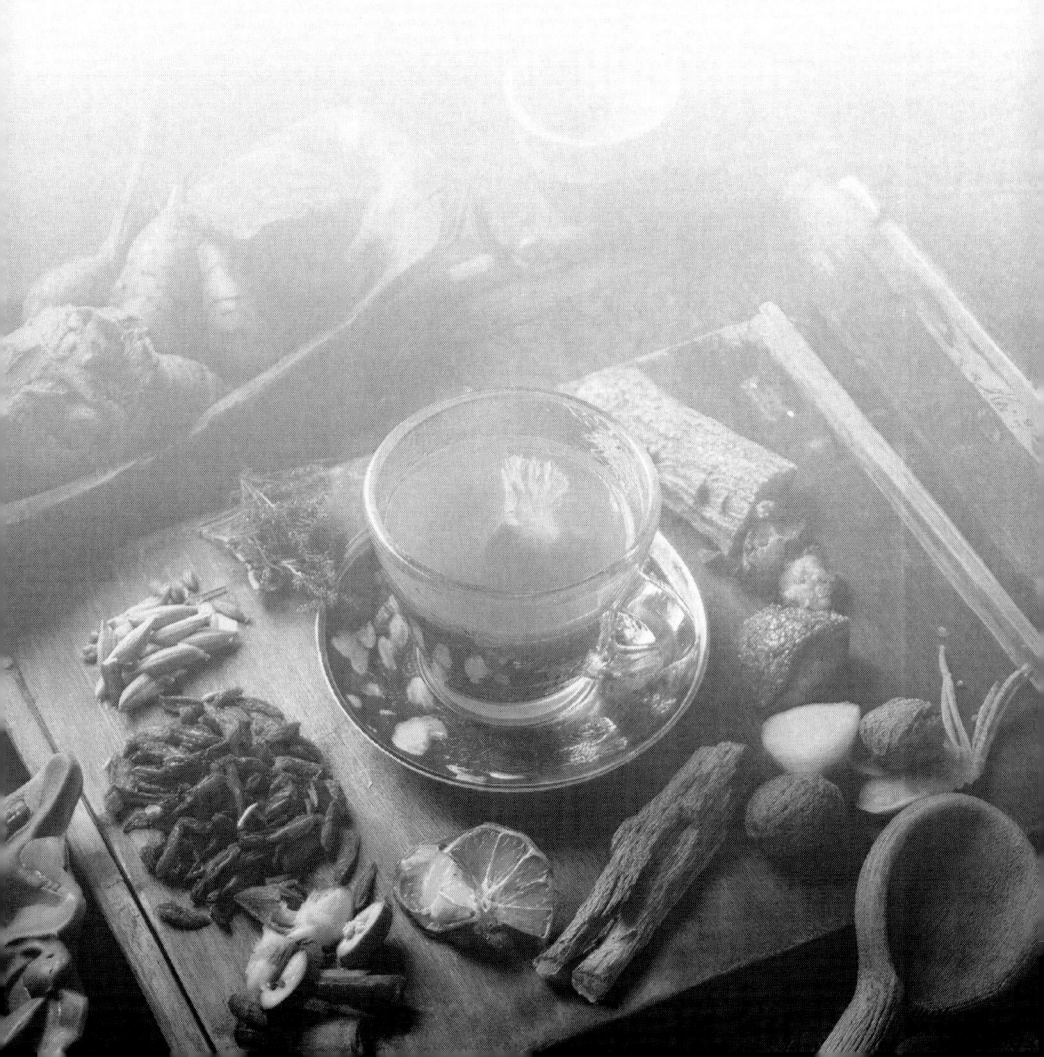

第一節　古代臨證回顧

一、治少陰陽虛厥逆

四逆湯為少陰病虛寒證之主方，而《傷寒論》中第 323 條又為《少陰病篇》專門討論此方的條文，故以此條為例，闡述古代醫家對四逆湯治療作用的認識，大部分醫家認為四逆湯為溫陽散寒之方。

陳修園在《傷寒醫訣串解》中言四逆湯證為「急溫症」，討論此條時云：「少陰為性命之根。起首脈沉，預知已伏四逆、吐利、煩躁之機，即《易》履霜堅冰至之義。蓋於人所易忽者，獨知所重而急治之也。」其在《傷寒論淺注》中言：「少陰先天之氣發原於下而達於上。少陰陰寒之病，脈沉者，生氣衰微不能上達也。急溫之，以起下焦之生陽，宜四逆湯。」此言少陰之氣，不能由下而上也。脈沉而四逆吐利煩躁等證，已伏其機，沉即宜急溫。所謂見微知著者消患於未形也。

成無己

既吐且利，小便復利，而大汗出，下利清穀，內寒外熱，脈微欲絕者，不云急溫；此少陰病脈沉而云急溫者，彼雖寒甚，然而證已形見於外，治之則有成法；此初頭脈沉，未有形證，不知邪氣所之，將發何病，是急與四逆湯溫之。

錢潢

沉則為陰為寒，日急溫之……脈沉為邪入少陰，下焦之真火衰微，陰寒獨盛，故當急溫之而宜四逆湯也。若不急溫，則陽氣愈虛，陰寒愈盛而四肢厥逆，吐利煩躁之變作矣。

汪琥

少陰病，本脈微細，但欲寐。今者，輕取之，微脈不見；重取之，細脈幾亡，伏匿而至於沉。此寒邪深中於裏，殆將入臟。溫之不容以不急也。少遲，則惡寒身蜷、吐利躁煩、不得臥寐、手足逆冷、脈不至等，死證立至矣。四逆湯之用，其可緩乎。

二、溫經救陽

四逆湯為溫經救陽之方，其意在於此方有回陽之功，可用於元氣內脫之時，與現代「回陽救逆」之說類似。

如陶節庵所說「少陰急溫有二證，內寒已甚，陽和之氣欲絕，宜急溫之無疑也」。

張璐在注解第323條時言：「外邪入少陰，宜與腎氣兩相搏擊，乃脈見沉而不鼓，即《內經》所謂腎氣獨沉之義，其人陽氣衰微可知，故當急溫以助其陽也。」但在注解第92條時卻言：「病發熱頭痛者，太陽傷寒，脈反沉者，其人本虛，或病後陽氣弱也。雖脈沉體虛，以其有頭痛表證，而用解肌藥。病不差，

反加身疼痛者，此陽虛陰盛可知，宜與四逆湯回陽散寒，不解表而表解矣。蓋太陽膀胱為腎之腑，腎中陽虛陰盛，勢必傳出於腑，故宜四逆以消陰復陽。」

柯琴在注解第91條時言：「下利是裏寒，身痛是表寒。表宜溫散，裏宜溫補。先救裏者，治其本也。」而在注解第353條時言：「治之失宜，雖大汗出而熱不去，惡寒不止，表未除也。內拘急而下利，裏寒已發，四肢疼而厥冷，表寒又見矣。可知表熱裏寒者，即表寒亡陽者矣。」注解第354條：「大汗則亡陽，大下則亡陰，陰陽俱虛，故厥冷。但利非清穀，急溫之，陽回而生可望也。」

可見，大部分古代醫家認為四逆湯的治療作用在於溫陽散寒、回陽救逆。

第二節　現代臨證概述

一、單方妙用

四逆湯是張仲景《傷寒論》中之名方，更是備受歷代醫家推崇的溫裏回陽劑。張仲景以四逆湯創立了溫裏回陽大法，對後世治療陽虛內寒證產生了深遠影響。四逆湯是陽虛內寒證的主方，《傷寒論》中該方先後出現多次，其主治脈證多為汗吐下太過、脈沉遲或微細、手足厥冷、惡寒、體痛、四肢或腹內拘急

等,《素問·厥論》曰:「陽氣衰於下,則為寒厥。」《傷寒論》中亦指出:「厥者,手足逆冷是也。」陽虛內寒是四逆湯的主要病機。或為素體陽虛,或汗吐下太過,致中陽虧虛,寒邪內生,陰陽不相順接,故現手足逆冷;寒主收引故拘急;陰阻氣血故脈遲;陽氣衰則脈微細。因此冠以四逆湯方名。

《黃帝內經》云:「寒淫於內,治以甘熱。」又曰:「寒淫所勝,平以辛熱,佐以甘苦,以鹹瀉之。」陽虛內寒之甚者,非純陽之品不能破陰寒而復陽氣。四逆湯以辛甘大熱之附子蕩滌內外寒氣為君藥,以乾薑守中回陽為臣,後世有附子無乾薑不熱之說,再使以甘草,正合辛甘化陽之經旨,可謂盡善盡美。陽氣來複,大氣一轉,寒氣乃散。由於該方選藥精當,伍用合理,果能藥證相符,可挽危救難於頃刻之間。特別是以附子作為君藥,是溫裏回陽法不可或缺的。後世許多醫家發揚溫裏回陽法,藥物的千變萬化總是不離附子為君藥的原則,透過對四逆湯的加減運用形成了自己的專方特色。

醫案精選

◎案

　　黃某,男,11歲。1948年秋,初感全身不適,以後病情逐漸加重,神志昏迷,高熱至40℃以上,腹瀉。當時正值腸傷寒流行季節,醫院確診為「正傷寒」,某專家認為,病已發展至極期,全身性中毒過重,已屬不治之症。後由中醫會診,曾以大量犀角、羚羊角、紫雪丹等搶救。患兒雖高熱退,腹瀉止,而

病勢卻更加沉重，四肢冰冷，脈欲絕，終至垂危。最後來診，按少陰證下利虛脫論治，初診機轉，數診痊癒。

初診：患兒連日來昏迷蜷臥，面色灰白烏暗，形體枯瘦。脈伏微細欲絕，唯以細燈草試雙鼻孔，尚有絲微氣息。四肢厥逆，手冷過肘，足冷過膝，甚至通體肢膚厥冷。此為病邪已由陽入陰，發展為少陰陰寒極盛，陽氣頃刻欲脫之險惡階段。急用驅陰回陽，和中固脫之法，以大劑通脈四逆湯一劑灌服急救。

處方：川附子120g（久煎），乾薑120g，炙甘草60g。

二診：上方，連夜頻頻灌服，至翌日凌晨，患兒家長慌忙趕來連聲說：「糟了糟了，服藥後鼻中出血了！」范老立即回答：「好了好了，小兒有救了！」遂再診。患兒外形、病狀雖與昨日相似，但呼吸已稍見接續、均勻，初露回生之兆。宜繼守原法，以通脈四逆倍加用量再服。

處方：川附子500g，乾薑500g，炙甘草250g。

先以肥母雞一隻熬湯，另以雞湯煎附子一個半小時，再入薑、草。服藥後約2小時，患兒忽從鼻中流出紫黑色凝血2條，約3寸長，口中亦吐出若干血塊。這時緩緩睜開雙眼，神志開始清醒，並開口說：「我要吃蛋糕！」全家頓時破涕為笑，皆大歡喜。遂遵原方，再進4劑。

三診：患兒神志已完全清醒，語言自如，每日可進少量雞湯等流質。面色青暗。舌質淡白，烏暗，無苔。上肢可活動，

開始端碗進食,下肢僵硬,不能屈伸,四肢仍厥冷。病已開始好轉,陽氣漸復;但陰寒凝聚已深,尤以下肢為甚。原方稍加大麴酒為引,再服。上方又服一劑後,翌日下肢即可慢慢屈伸。再服 2 劑,能下床緩步而行。服至 13 劑,逐漸康復。

患者於 1978 年 12 月 26 日來函說:「30 年前,范老治好我的病以後,我於 1953 年入伍,在部隊還立了 2 次功,現在機械配件廠當鉗工,身體一直很好。」

按此案由於失治,病由陽入陰,陽氣衰微,陰寒凝滯,即陰陽氣血已不能充實於四肢肌膚,故現面色灰白烏暗,脈伏細微欲絕,四肢通體逆冷,甚至昏厥不省。顯然,病勢已發展至少陰寒化之危重階段,屬典型之四逆證。值此純陰微陽之際,千鈞一髮之時,一切以陽氣之存亡為轉移。陽存可生,陽亡立死,非急投以大劑通脈四逆回陽救逆不可。

四逆湯為仲景回陽救逆之主方。若能正確掌握,辨證施治,薑附草三味,即能起死回生。鄭欽安曾說:「仲景深通造化之微,知附子之力能補先天欲絕之火種,用之以為君。又慮群陰,阻塞不能直入根蒂,故佐以乾薑之辛溫而散,以為前驅,蕩盡陰邪,迎陽歸舍,火種復興,而生命立復,故曰回陽。陽氣既回,若無土復之,光焰易熄,雖生不永,故繼以甘草之甘,以緩其正氣。緩者即伏之之義也,真火伏藏,又得重生也,此方胡可忽視哉。」(《醫理真傳》)

四逆湯再加乾薑一倍,即本案所用之通脈四逆湯。乾薑佐

附子，更能除六腑之沉寒，回三陰之厥逆，救腎中元陽，脈氣欲絕者。倍乾薑，尤能增辛熱以逐寒邪，取辛溫而散之義，加強盪滌陰邪，迎陽歸舍之效。灌服後，患兒忽然鼻孔出血，家長驚慌失措，以為誤用薑附必死無疑！殊不知此病後期一派陰氣瀰漫，復進苦寒退熱之品，猶如冰上加霜，周身氣血趨於凝聚。此時轉投大劑通脈四逆湯，回陽返本，峻逐陰寒，冰伏凝聚之血脈為之溫通；陽藥運行，陰邪漸化，血從上竅而出，實為通脈四逆推牆倒壁之功，初見起死回生之兆，何驚駭之有？此時此刻，又抓住轉機，當機立斷，在原方大劑量基礎上再加倍翻番，薑、附均增至500g，凝結之血條血塊，均被溫通而逐出。正邪相搏出現新的突破，患兒終於轉危為安。

或問：本案患兒在半月之內，每劑附子用量250～500g，累計6,500g，經過30年之檢驗，預後良好。附子的有效量和中毒量問題，是否值得重新探討？實踐是檢驗真理的唯一標準。我們認為，上述問題如何從理論與實踐的結合上，努力運用現代科學方法深入研究，對發掘中醫藥學的偉大寶庫，是一項重要的課題。(《范中林六經辨證醫案選》)

二、多方合用

張仲景設四逆湯是主治少陰陽虛陰寒證的重要基礎方，根據四逆湯（若藥房無生附子，可用生川烏、生草烏代替）方藥組成特點，不僅能主治少陰陽虛陰寒證，更能治療諸多疼痛病症。

第一章　四逆湯臨床應用概論

◎案（四逆湯與麻黃湯合方辨治頭痛）

李某，女，38歲。2007年7月21日初診。主訴：有15年血管神經性頭痛病史，每天必須服用止痛類西藥才能緩解疼痛，也多次服用溫陽散寒類中藥，可治療效果不明顯，近因朋友介紹而前來診治。症見：頭痛如刺，遇寒加重，夏天必裹頭巾，口乾不欲飲水，倦怠乏力，舌淡紅，苔薄白，脈沉。中醫診斷為頭痛。辨證屬於陽虛寒凝。治當溫陽散寒，通絡止痛，給予四逆湯與麻黃湯合方加味。

處方：生川烏6g，生草烏6g，乾薑5g，麻黃10g，桂枝6g，白芍12g，杏仁15g，人參10g，炙甘草6g。6劑，每日1劑，第1次煎50min，第2次煎20min，合併藥液，每天分3服。

二診：頭痛減輕，繼服前方6劑。

三診：頭部怕冷好轉，繼服前方6劑。之後，復以前方治療20餘劑，諸症悉除。隨訪半年，頭痛未復發。

按根據頭痛如刺、遇寒加重辨為寒凝，再根據口乾不欲飲水辨為陽虛不能蒸騰，以此辨為陽虛寒凝頭痛證，因倦怠乏力辨為夾有氣虛，選用四逆湯與麻黃湯合方加味。方中生川烏、生草烏，攻逐陰寒，通絡止痛；乾薑溫暖脾胃，生化氣血，助生川烏、生草烏散寒止痛；麻黃、桂枝，通經散寒，透寒外達；杏仁降泄濁逆，兼防溫散太過；白芍緩急止痛；人參益氣補虛助陽；炙甘草益氣和中，緩解生川烏、生草烏峻猛及毒性。方藥相互為用，以獲得治療效果。

◎案（四逆湯與苓桂朮甘湯合方辨治心痛）

某，男，54歲。2007年4月14日初診。主訴：有多年心痛病史，曾多次檢查，顯示冠心病、心肌缺血，可心痛症狀沒有達到有效控制，近因心痛加重而前來診治。症見：心前區劇烈疼痛，自覺寒氣直入心中，即使在夏天也是如此，夜間加重，胸背沉悶，舌淡，苔白厚膩，脈沉弱。中醫診斷為胸痹。辨證屬於陽虛寒凝痰溼。治當溫補陽氣，散寒除溼。給予四逆湯與苓桂朮甘湯合方加味。

處方：生川烏6g，生草烏6g，乾薑5g，茯苓12g，桂枝10g，白朮6g，花椒6g，薤白24g，炙甘草6g。6劑，每日1劑，第1次煎50min，第2次煎20min，合併藥液，每天分3服。

二診：心痛減輕，繼服前方6劑。

三診：胸背沉悶好轉，繼服前方6劑。

四診：心痛次數減少、程度減輕，胸背沉悶消除，繼服前方6劑。之後，繼服前方治療12劑，諸症悉除。隨訪1年，心痛未發作。

按根據心痛、自覺寒氣直入心中辨為寒凝，再根據胸背沉悶、苔白厚膩辨為痰溼，以此辨為陽虛寒凝痰溼證，選用四逆湯與苓桂朮甘湯合方加味。方中生川烏、生草烏，攻逐陰寒，通絡止痛；乾薑溫暖脾胃，生化氣血，助生川烏、生草烏散寒止痛；茯苓健脾益氣，滲溼祛痰。桂枝溫陽化氣，散寒通經；

白朮健脾燥溼；花椒溫陽散寒止痛；薤白通陽開胸止痛；炙甘草益氣和中，緩解生川烏、生草烏峻猛及毒性。方藥相互為用，以獲得治療效果。

◎案（四逆湯與桂枝人參湯合方辨治胃痛）

鄭某，男，62歲。2008年5月10日初診。3年前出現痙攣性胃痛，只有服用止痛類西藥才能緩解，曾服用中藥也未能獲得預期治療效果，近因胃痛發作次數增多而前來診治。症見：胃痛劇烈，食涼或遇冷誘發，痛則噁心、嘔吐，大便乾結且四五日一次，神疲乏力，舌質淡，苔薄白，脈沉弱。中醫診斷為胃痛。辨證屬於陽虛寒凝。治當溫陽散寒，益氣止痛。給予四逆湯與桂枝人參湯合方加味。

處方：生川烏6g，生草烏6g，乾薑5g，人參10g，桂枝12g，白朮10g，大黃3g，花椒10g，炙甘草12g。6劑，每日1劑，第1次煎50min，第2次煎20min，合併藥液，每天分3服。

二診：胃痛減輕，繼服前方6劑。

三診：胃痛未再發作，繼服前方6劑。

四診：大便恢復正常，繼服前方6劑。

五診：諸症悉除，為了鞏固療效，繼服前方6劑。隨訪半年，胃痛未再發作。

按根據胃痛、食涼或遇冷加重辨為寒凝，再根據神疲乏力、脈沉弱辨為氣虛，因大便乾結且四五日一次辨為寒結，以

此辨為陽虛寒凝胃痛，選用四逆湯與桂枝人參湯合方加味。方中生川烏、生草烏，攻逐陰寒，通絡止痛；乾薑溫暖脾胃，生化氣血，助生川烏、生草烏散寒止痛；桂枝溫陽化氣，散寒通經；人參、白朮，健脾益氣；花椒溫陽散寒止痛；少用大黃既能通下便結，又能兼防溫熱藥傷陰；炙甘草益氣和中，緩解生川烏、生草烏峻猛及毒性。方藥相互為用，以獲得治療效果。

◎案（四逆湯與大黃附子湯合方辨治腹痛）

余某，女，56歲。2007年8月18日初診。主訴：10餘年慢性闌尾炎病史，常常急性發作，雖經治療但未能獲得預期治療目的，近因闌尾炎急性復發而前來診治。症見：右少腹劇烈疼痛且拒按，口乾不欲飲水，倦怠乏力，大便乾結且五六日一次，舌質暗紅，苔薄白，脈沉弱。中醫診斷為腹痛。辨證屬於陽虛寒凝。其治當溫陽散寒，通便止痛。給予四逆湯與大黃附子湯合方加味。

處方：生川烏6g，生草烏6g，乾薑5g，大黃10g，製附子15g，細辛6g，桃仁12g，白芍12g，炙甘草12g。6劑，每日1劑，第1次煎50min，第2次煎20min，合併藥液，每天分3服。

二診：大便通暢，腹痛止，繼服前方6劑。

三診：疼痛未再發作，繼服前方6劑。

四診：諸症悉除，繼服前方6劑。

五診：為了鞏固療效，繼服前方6劑。隨訪1年，一切正常。

按根據腹痛、口乾不欲飲水、苔薄白辨為寒凝，再根據神疲乏力、脈沉弱辨為氣虛，因大便乾結且五六日一次辨為寒結不通，以此辨為陽虛寒凝腹痛，選用四逆湯與大黃附子湯合方加味。方中生川烏、生草烏，攻逐陰寒，通絡止痛；乾薑溫暖脾胃，生化氣血，助生川烏、生草烏散寒止痛；製附子溫壯陽氣，散寒止痛；細辛溫陽散寒止痛；重用大黃既通下便結，又兼防溫熱藥燥化傷陰；桃仁活血化瘀止痛；白芍緩急止痛；炙甘草益氣和中，既能助白芍緩急止痛，又能緩解生川烏、生草烏峻猛及毒性。方藥相互為用，以獲得治療效果。

◎案（四逆湯與當歸四逆湯合方辨治手指疼痛）

楊某，女，59歲。2008年1月5日初診。主訴：15年手指疼痛病史，多次服用中西藥，雖緩解疼痛，但仍未達到治療目的，近因手指疼痛加重而前來診治。症見：手指劇烈疼痛，手指指端及關節未有腫脹及變形，遇涼疼痛加重，手指略有麻木，伴有頭暈目眩，舌質淡紅，苔薄白，脈虛弱。中醫診斷為痹症。辨證屬於陽虛寒凝。治當溫陽散寒，通經止痛。給予四逆湯與當歸四逆湯合方加味。

處方：生川烏6g，生草烏6g，乾薑5g，當歸10g，白芍10g，細辛10g，桂枝10g，通草6g，大棗25枚，乳香10g，沒藥10g，炙甘草12g。6劑，每日1劑，第1次煎50min，第2次煎20min，合併藥液，每天分3服。

二診：手指背疼痛略有減輕，繼服前方6劑。

三診：手指麻木略有好轉，繼服前方 6 劑。

四診：頭暈目眩止，繼服前方 6 劑。

五診：手指疼痛基本解除，為了鞏固療效，繼服前方 25 劑。隨訪半年，一切正常。

按根據手指疼痛遇冷加重辨為寒凝，再根據手指麻木、頭暈目眩辨為血虛，因苔薄白、脈虛弱辨為陽虛，以此辨為陽虛寒凝手指疼痛，選用四逆湯與當歸四逆湯合方加味。方中生川烏、生草烏，攻逐陰寒，通絡止痛；乾薑溫暖脾胃，生化氣血，助生川烏、生草烏散寒止痛；當歸活血補血；白芍益血緩急止痛；桂枝、細辛，溫陽通經，散寒止痛；通草通利血脈，兼防溫熱藥燥化；乳香、沒藥，活血行氣止痛；大棗、炙甘草益氣和中，既能助白芍緩急止痛，又能緩解生川烏、生草烏峻猛及毒性。方藥相互為用，以獲得治療效果。

三、四逆湯在《傷寒論》中之運用

1. 誤治傷陽，先補少陰陽氣

《傷寒論》第 29 條所論述的是在陰陽俱虛基礎上的太陽病表虛證，本不可發汗，但卻誤用治療傷寒表實證的方法來「重發汗」，使陽氣損傷更加嚴重，不僅會出現四肢厥逆，還可能出現下利，此時溫補中焦的甘草乾薑湯已不能勝任，故加入附子而成四逆湯以溫下焦腎陽，防止陽氣繼續耗散。

2. 表裏同病，表熱裏寒，先補少陰陽氣

表裏同病之時，外有表證之發熱，內有裏證之虛寒，應先補在裏之少陰陽氣。第 91 條闡述的是，太陽病表證誤下後，出現下利清穀，表證仍未解（身疼痛），當先救裏，救裏宜四逆湯，先溫補少陰腎陽。少陰陽氣得補（清便自調），再用桂枝湯補益脾胃而使營衛和、邪氣去。第 92 條指出，病發熱頭痛為表證，應脈浮，但脈反沉，知其乃少陰陽虛，虛人不可發汗，恐發汗進一步損傷陽氣，故先救其裏，用四逆湯溫補腎陽。第 225 條為陽明病，患者脈浮而遲，表熱裏寒，下利清穀，可知是表證之熱兼有陽虛裏寒，應先溫補腎陽，與第 91 條頗為類似。第 372 條說明厥陰病中，下利腹脹滿，身體疼痛之表裏同病，也應用四逆湯先溫其裏。

另外，《傷寒論》在論述三陽三陰病之後論述了寒邪所致胃腸氣機逆亂的霍亂，也多呈現為一種表裏同病的狀態，也有表熱裏寒的情況。這種由寒邪所致之霍亂，發病之初就可以出現「發熱，惡寒」的外熱。在中焦陽虛、嘔吐下利基礎之上，出現了「手足厥冷」，或出現「脈微欲絕」，說明病及下焦，故用四逆湯治療。同時，寒邪引起的霍亂，發病之初有無表證，對於陽氣虛弱的判斷非常重要：若發病之初無表證，為純陰裏寒下利之證，則陽氣會很快消亡；若發病之初有表證，說明陽氣還可以與邪氣相搏於表而不至於亡絕，所以會出現或手足厥冷或脈微欲絕，而不是兩者同時出現的亡陽之證。若出現亡陽，則陽

氣無力抗邪於外，就不會有表證之外熱，如第390條：「吐已下斷，汗出而厥，四肢拘急不解，脈微欲絕者，通脈四逆加豬膽湯主之。」

3. 太陰陽虛寒盛，預補少陰陽氣

第277條太陰病虛寒下利，表現為自利不渴，仲景恐進一步傷及腎陽，故用四逆輩（指四逆湯一類的方劑，包括理中湯等方）來預補少陰陽氣，所謂「不治已病，治未病」。這些方中均有溫補少陰腎陽之附子，意為用先天補後天。

4. 少陰陽虛初起，先補少陰陽氣

傷寒病過程中，陽氣的狀態十分重要。當病及少陰腎陽、陽氣不足時，若不及時治療，則會有陽亡而絕之虞，故在少陰病初起或兼有其他症候時，要先補少陰陽氣。第323條中，脈沉只是一般裏證的表現，與脈微的陽氣虛弱明顯不同。本條強調少陰病之陽虛不可等閒視之，只要出現脈沉，未見脈微，就可以用急溫的方法，先補少陰陽氣，宜四逆湯。可見，病至少陰，在陽虛症候並不明顯時，仲景恐人忽略此證或無法判斷而失去溫補腎陽的時機，造成陽衰陽亡甚至死證，故言「急溫之」。第324條討論的是少陰傷寒的夾雜證。一是患者素體有痰實在胸（胸中實）夾雜少陰傷寒不可下，當吐之；一是「膈上有寒飲」夾雜少陰傷寒，以陽氣不足為主，不可用吐法繼續傷陽，

應用四逆湯急溫之。從中我們可以看出，四逆湯在此處也是用於少陰陽虛的一般狀態。

5. 厥陰陽退陰進，當補少陰陽氣

厥陰病以陰陽進退、寒熱錯雜為特點。厥陰病中，若來復之陽氣能勝陰寒，則疾病向好的方向發展；若來復之陽氣不足，不能勝陰寒，則陽退陰進，後退至少陰，用四逆湯溫補少陰陽氣。一般認為，第 353 條、第 354 條所言為「厥逆」的同時，出現陽氣欲脫的「大汗出」和虛陽外越的「熱不去」。但按照四逆湯在少陰病篇的治療來看，四逆湯並非用於虛陽外越之證，治療虛陽外越應用通脈四逆湯。可見此處「大汗出」及「熱不去」當屬發汗後，表熱不解。大汗傷陽，以致陽氣無來復之力，陽退陰進，雖有表熱不解，仍當先溫其裏，宜四逆湯。

6. 少陰陽虛證之一般發展規律

第 281 條：「少陰之為病，脈微細，但欲寐也。」本條是少陰病的提綱證，說明了少陰病的基本發病特點。「脈微細」為少陰病脈象的特點。王叔和指出「微脈，極細而軟，或欲絕，若有若無」，「細脈，小大於微，常有，但細耳」。說明微脈已兼細意，脈微與細並舉，意在強調脈微而非脈細。脈微是陽氣虛弱的表現，此時陽氣無力運行氣血津液，無力鼓動脈道。當脈微到嚴重狀態時，仲景則言「脈微欲絕」或「脈不至」。「但欲寐」

道出了少陰病整體狀態的特點。生理狀態下，人之寤寐是衛氣行於陽和行於陰的反映。《靈樞・大惑論》認為衛氣出於陽，則目張而寤。入於陰，則目瞑而臥。但患者卻在白天應衛氣出於陽時欲寐，說明衛氣已虛不能主事。衛氣為陽氣之用的一般表現，而人體一身之陽根於少陰。少陰陽虛，陽氣不振，衛氣便不足，所以神疲而但欲寐。因此從表面上看為衛氣不足，實際上是一身陽氣之根本受損而致。故「脈微細，但欲寐」反映的是陽氣虛弱的狀態，仲景在「少陰病」篇指出少陰病的主要特點在於少陰陽虛。少陰虛弱之陽若不能得到及時溫補，則會進而發展為陽虛陰盛、陽氣欲脫，甚至陽亡而絕。陽虛初起及陽虛陰盛之時，應及時溫補少陰腎陽，防止陽虛進一步發展；到陽氣欲脫時，則應回陽救脫，免於陽亡的危險；若至陽亡而絕，則為死證。

7. 陽虛初起或陽虛陰盛，當溫陽散寒

第282條「少陰病……但欲寐」表示病變已屬少陰陽虛。雖然陽虛，但陽氣尚可以抗邪，故「欲吐不吐，心煩」，為正邪交爭的表現，屬於少陰陽虛受寒，正邪交爭，尚未形成典型之少陰陽虛陰盛之症候。在少陰陽虛初起，或陽虛陰盛之「少陰病形悉具」的一般狀態中，即當以四逆湯溫陽散寒以補少陰之腎陽，而不可坐視其進一步發展。第323條所言「少陰病，脈沉者，急溫之，宜四逆湯」，正是見微知著、防微杜漸的治療表現。

8. 陽亡欲脫，當回陽救脫

當少陰病陽虛進一步發展陽亡欲絕之時，就非四逆湯溫陽散寒所能治，而需要用回陽救脫之法，以溫熱之藥大補腎陽以散寒，使欲脫之陽回藏於腎中，以恢復其封藏之性。在《傷寒論》中，由少陰陽虛陰盛的一般狀態發展為陽亡欲脫有 2 種表現形式：一是由但欲寐而不煩發展為煩躁不得臥寐，如原文第 300 條所述；二是由脈微、下利清穀、四肢厥冷發展為脈微欲絕、下利清穀、四肢厥冷而身反不惡寒、面色赤之「裏寒外熱」證，如原文第 317 條所言。針對少陰陽亡欲絕的 2 種不同狀態，雖然《傷寒論》中採用茯苓四逆湯（69 條）、乾薑附子湯（61 條）和通脈四逆湯（317 條）予以不同的治療，但其回陽救脫之治療原則是一致的。

9. 陽亡而絕

陽亡而絕，是少陰陽虛發展的終極，所以，屬於不治或死證。少陰病篇第 295～300 條論及少陰陽亡而絕，從相關條文之論述看，少陰陽亡而絕的表現方式雖然有所不同，但其結果相同。少陰腎中所藏之真陽為一身陽氣之根，故傷寒病過程中，一旦出現少陰陽虛的徵兆或少陰陽虛陰盛的一般表現，即應及時以四逆湯溫補腎陽，四逆湯所能發揮的治療作用也正在於此。若陽氣繼續受損而出現虛陽外越欲脫，就必須回陽救脫，否則就會導致陽亡而絕之死證。

從方劑配伍異同看四逆湯僅為溫陽散寒之劑。《傷寒論》回陽救脫之方中，茯苓四逆湯是在四逆湯基礎上，加茯苓、人參以安神，人參亦助四逆湯益氣以壯陽，治療少陰陽虛煩躁的一般狀態；乾薑附子湯即四逆湯去甘緩之甘草，並頓服以增藥效使外越之虛陽歸於腎中，用於少陰陽虛煩躁之重證；通脈四逆湯則是加大附子、乾薑用量，增強溫補之力以回陽。可見從方劑配伍及用量方面看，四逆湯僅為溫陽散寒之劑，而無回陽救脫之功。

10. 小結

透過上述幾個方面的探討，可以清楚地看到，少陰陽虛證的一般發展規律分為陽虛初起或陽虛陰盛、陽亡欲脫和陽亡而絕 3 個不同階段。溫陽散寒用於陽虛初起或一般狀態，而回陽救逆則用於虛陽外越欲脫的陽虛重證（陽亡欲脫），兩者有明顯的程度差異。在理論上正確認識四逆湯所具有的「溫陽散寒」的治療作用，無疑將會對其在臨床上的正確使用有積極的指導意義。

第二章

臨證辨證與治法思維

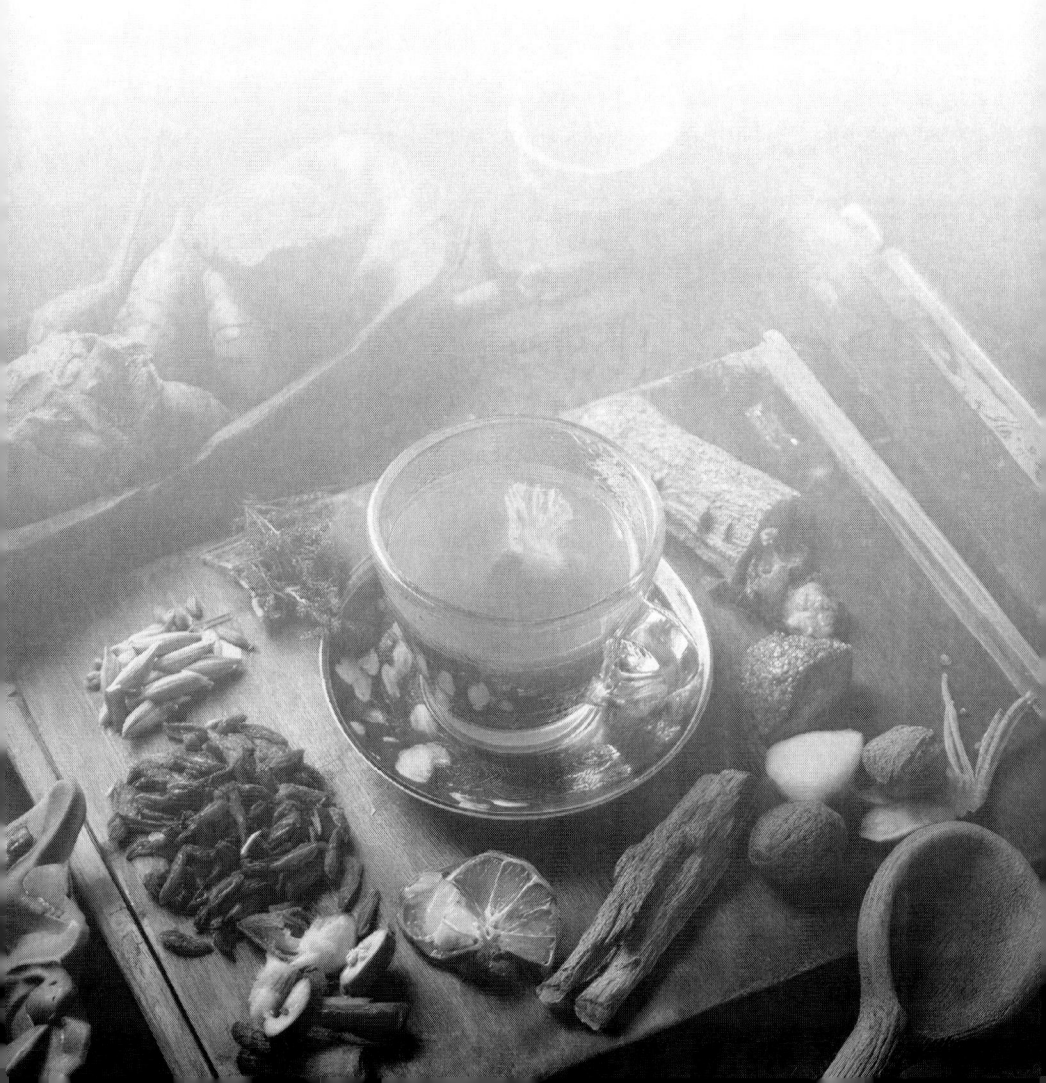

第一節　臨證要點

四逆湯源於張仲景的《傷寒論》，其中第 29 條曰「傷寒脈浮，自汗出，小便數，心煩，微惡寒，腳攣急……若重發汗，復加燒針者，四逆湯主之。」《金匱要略》中亦有記載：「嘔而脈弱，小便復利，身有微熱，見厥者，難治，四逆湯主之。」將一枚附子與一兩半乾薑，二兩炙甘草以三升水煎煮至一升，去滓後溫服。附子為四逆湯組方中的君藥，被譽為「回陽救逆第一品藥」，性辛熱，直補坎中真陽，回陽救逆；乾薑為臣藥，以其辛溫而散，迎陽歸舍；甘草以其味甘性緩，益氣溫中，調和諸藥，為佐使藥。

四逆湯具有回陽救逆的功效，主治四肢厥逆，神衰欲寐，面色蒼白，惡寒蜷臥，腹痛下利，嘔吐不止；臨床常用於治療心力衰竭、心肌梗塞等。

第二節　與類方的鑑別要點

四逆湯類方的代表性方劑有四逆加人參湯、茯苓四逆湯、乾薑附子湯、通脈四逆湯、通脈四逆加豬膽湯以及真武湯等，以上方劑中均用到薑和附子。

四逆湯由甘草、乾薑、附子組成，為辛甘大熱之劑，具有

回陽救逆之效，主治四肢厥逆、下利清穀、腹內拘急之寒厥等症。

若利止病不解而見惡寒脈微者，在四逆湯基礎上加人參，即四逆加人參湯，用於回陽救逆，益氣養陰。若下後復汗，陽氣暴虛，見晝日煩躁不得眠，夜而安靜，脈沉微之症，則用四逆湯去甘草，即乾薑附子湯，並頓服，以求藥專力捷，急救回陽。

若汗下後，陰陽兩虛、以陽虛為主兼有水氣內停而出現心神不寧，煩躁者，用四逆湯加茯苓人參，即茯苓四逆湯，以回陽救逆，健脾寧心利水。

若陰寒內盛，格陽於外，而症見面赤，身反不惡寒，下利、肢厥、脈微者，於四逆湯中倍乾薑，並加重附子用量，即通脈四逆湯，以求大劑回陽救逆，通達內外。

若病情再進一步發展，吐利止而諸症不解，在通脈四逆湯基礎上加豬膽汁鹹寒反佐，導陽入陰，一者以防其格拒，二者以防陽藥傷陰。若腎陽虛衰，水氣氾濫而致心下悸，身動，振振欲擗地者，用真武湯治療。臨證之時，只要有用此方之指徵，即可擇其而用。

①四逆湯的主症：手足厥冷，惡寒，蜷臥欲寐，下利清穀，脈微細，或脈沉（微）。或見症：嘔吐，發熱。

②四逆加人參湯的主症：惡寒，脈微而復利，利止。

③茯苓四逆湯的主症：煩躁，兼證手足逆冷，惡寒，下利清穀，心悸、脈微細等。

111

④乾薑附子湯的主症：晝日煩躁不得眠，夜而安靜、脈沉微。

⑤通脈四逆湯的主症：下利清穀，裏寒外熱，身反不惡寒，手足厥逆，脈微欲絕。或見症：腹痛、乾嘔、咽痛、利止脈不出、面色赤。

⑥通脈四逆加豬膽湯證的主症：汗出而厥，四肢拘急，脈微欲絕。

⑦真武湯的主症：心下悸，頭眩，身瞤，振振欲擗地。

腎陽為一身陽氣之根，疾病的危重階段，均可出現損傷陽氣的表現，陽回則生，陽散則死。四逆湯及其類方，乃仲景專為救治陽氣而設，在生死存亡的危急時刻，用之得當，則可回陽救逆、起死回生。陽虛格局之形成，有因表病傳裏，有因寒邪直中，有因表裏同病而致，有因汗、吐、下等誤治而成，患者體質亦有偏陰偏陽之異，故同為陽虛，仍有陽損及陰、格陽於外、格陽於上、陽不入陰、陽不化氣利水之不同。此為四逆湯及其類方臨床應用之病理基礎。

第三節　臨證思維與加減

一、現代臨床應用規律研究

1. 峻補心陽，回陽救逆

四逆湯為強心主劑，四逆湯方加減可挽垂絕之陽，救暴脫之陰。凡內科、外科、婦科、兒科、各科危重急症，導致陰竭陽亡，元氣暴脫，生命垂危，症見冷汗淋漓，四肢冰冷，面色白或萎黃、灰白，唇、舌、指甲青紫，口鼻氣冷，喘息抬肩，口開目閉，二便失禁，神志昏迷，氣息奄奄，脈象沉微遲弱或散亂如絲，現代臨床上屬病危的心力衰竭、休克等危急重症及各種急慢性心功能不全、冠心病、心律失常，辨證屬心陽虛衰所致者，均可用四逆湯加減以峻補心陽，回陽救逆。

2. 溫腎回陽，化氣利水

「飲入於胃，游溢精氣，上輸於脾，脾氣散精，上歸於肺，通調水道，下輸膀胱，水精四布，五經並行……」水液的正常代謝，與脾的升清，肺的宣降，膀胱的氣化，三焦的決瀆密切相關，與腎中陽氣的蒸騰氣化關係尤為密切，腎中陽氣充足，脾肺膀胱功能正常，則水液代謝正常。若腎陽失於蒸化，則脾失升清，肺失宣降，三焦不利，水飲內停。飲留腸胃屬痰飲，停

於脅屬懸飲，支撐胸膈為支飲，溢於肌膚為溢飲。「病痰飲者，當以溫藥和之」。氣行則水行，氣停則水停，溫陽利水為治療水溼內停的總則。現代醫學中，不管是全身性水腫諸如腎源性、心源性水腫或局限性水腫諸如腦積水、心包積液、關節腔積液以及原因未明的水腫（特發性水腫），只要是辨為陽虛水溼停聚的，均可用四逆湯類方加減以溫腎回陽、化氣利水。

3. 溫經散寒，祛溼止痛

「風寒溼三氣雜至，合而為痹也。其風氣勝者為行痹，寒氣勝者為痛痹，溼氣勝者為著痹也。」血液的運行需陽氣的推動，血得溫則行，遇寒則凝，「痛則不通，通則不痛」陽氣不足，推動乏力，經脈不暢，閉塞不通，則出現痛症，以附子為君藥的四逆湯類方能溫經通絡，散寒止痛。故現代臨床上風溼性疾病、類風溼、雷諾氏症候群、骨質疏鬆症、痛經、頭痛等各種痛證，只要辨為陽虛寒凝，經脈不通，均可用四逆湯類方加減以溫經散寒、祛溼止痛。

4. 溫陽益氣，固脫攝津

氣能行津，也能攝津。陽氣既能推動津液在體內循行代謝，也能固攝防止其溢出脈外。現代臨床上汗液、唾液等體液外溢均可用四逆湯加減以溫陽固脫。

二、類方加減劑應用

四逆湯為四逆湯類方的核心方，餘方均以四逆湯為基礎，在藥量與藥味等方面或加或減。寒邪始傷北方，陽氣不得升達於外，表現為陰寒之象，進一步發展則致「水寒龍火飛」，水中溫氣不足，真陽不得安居於下而外越。故四逆湯之外證有寒也有熱。方中附子通行十二經脈，破北方之寒邪，疏通圓運動之輪；乾薑、炙甘草同主中州，顧護中氣，定圓運動之軸。四逆湯應用範圍廣泛，在《傷寒論》原文中就有多處涉及，後世醫家醫案多見記載，用於治療霍亂、惡寒、瘧、泄瀉、嘔吐等，現代多用於治療心臟病、血壓異常、休克、高脂血症、腎炎、梅尼爾氏症等。

四逆加人參湯本因北方寒邪過重，復因過度下利導致津液損傷，津液、血、精均為陰性物質，可知亡陽液脫已傷五臟之精，乃圓運動北方病機之「水寒龍火飛」和「水淺不養龍」並存。四逆加人參湯由四逆湯原方加人參組成，人參可以「補五臟，安精神，定魂魄」，五臟藏精氣而不瀉，精神魂魄為五臟所藏，故人參可補五臟之精。方中用四逆湯破北方之陰寒，人參透過固護後天之本及收斂五臟之氣來生津液，加強圓運動降的力量，陽降陰生，共同恢復機體之圓運動。

四逆加人參湯主要應用於霍亂病，也見用於治療中暑及咳嗽兼目病，現代主要用來治療冠心病、心絞痛及心肌缺血。

通脈四逆湯乃四逆湯加量，附子一枚選用大者，乾薑增加至三到四兩，炙甘草維持原量。附子力能破北方之寒邪，乾薑入中土，亦能溫化寒溼。從藥量的使用來看，通脈四逆湯乃四逆湯類方中寒邪最重者，原文中「脈微欲絕」表示陰寒極盛，陽氣幾近寸步不得流通。其病機與四逆湯類似，均為陰寒內盛，逼陽外越，然該證在內之陰寒更盛於四逆湯證，且中土亦有寒溼之邪，故加重乾薑、附子藥量，且乾薑為君，與附子一起溫通經脈，與炙甘草一起固護中土。整個方作用在北方兼顧中央，共同發揮破陰回陽、恢復全身之圓運動的作用。臨床上通脈四逆湯主要應用於霍亂、雷諾氏症候群、病竇症候群等。

　　通脈四逆加豬膽汁湯乃通脈四逆湯之證病勢加劇，亡陽之端倪已現。本方由通脈四逆湯加豬膽汁組成，豬膽汁性苦寒，可使將亡之陽收斂下降，並助熱藥順其下降之勢而下降，偷渡上焦，進入中焦發揮破陰寒的作用。

　　乾薑附子湯由乾薑、附子兩味藥組成，也即四逆湯原方去炙甘草。甘草經蜂蜜煉製以後，溫行之中帶有柔潤，乃補中聖藥。本證因太陽病誤治導致的陽氣驟虛，寒邪雖重而中氣未傷，故無須使用炙甘草。乾薑、附子皆辛熱燥烈之品，可以攻破寒邪，乃陰寒內盛證之良藥。寒邪得破，陽氣得升，內外交通，症狀乃除。本證寒邪重、症狀急而中氣亦足，故在臨床上多用於急救。如治療各種急性病後期之虛脫者，亦可用於心力衰竭所致水腫、肝硬化腹水、腎炎浮腫、感染性休克等而見本方證者。

白通湯乃四逆湯減炙甘草加蔥白。方中無炙甘草可推知本方亦以陰寒內盛為主，中氣尚足。蔥白性溫而味辛，可開寒閉，其氣又具輕清上行之性，故作用部位對應於人體之外部、上部。白通湯之主症為下利，下利乃木氣鬱滯、盜泄於下之外在表現。木氣不得有序升發，不僅因北方水寒化生無源，更因南方寒閉不得宣通，木鬱不能化火。方中乾薑、附子破北方之寒邪，蔥白開南方之寒閉，陰陽之氣上下交通而癒疾。臨床上多應用該方治療顏面水腫、失眠、高熱、更年期症候群、真心痛等屬於少陰戴陽證者。

白通加豬膽汁湯乃白通湯加豬膽汁、人尿，加味藥的應用與通脈四逆湯加豬膽汁相似，用於白通湯證現亡陽之端倪者。豬膽汁、人尿收斂將亡之陽，同時可助熱藥下潛以破寒邪，防止虛熱與熱性藥格拒絕受。

當歸四逆湯證之四肢厥逆，乃寒邪痹阻經脈，陽氣不得溫煦所致。與上文討論之四逆湯類方相比較，當歸四逆湯證除北方寒邪過盛之外，病深入血絡，陰分亦傷，「脈細欲絕」即為明證。與通脈四逆湯之「脈微欲絕」相比，本方側重血分之虛，同時寒凝與血虛形成惡性循環。用藥上重點採用當歸、白芍等入血分藥，當歸榮潤、升達肝木，白芍破血分之瘀滯，並用木通、細辛等溫化寒邪、疏通經脈。本方應用範圍頗廣，現常用於治療肢端發紺、血栓閉塞性脈管炎、雷諾氏症候群、糖尿病周圍神經病變等。

當歸四逆加吳茱萸生薑湯於原方中加吳茱萸、生薑、清酒，用於內有久寒之當歸四逆湯證，久寒者，血虛寒痹更甚，故加用通行溫熱之藥物。

真武湯乃水土兩虛、土不制水、水氣上犯之證。中土水溼氾濫為主，北方水寒為次。水飲邪氣得以上犯中土，因水寒木枯，木氣不能有序升發，鬱而疏泄過度，陰濁之氣附之而上。方中重用生薑鎮攝群陰，助陰濁之氣下行，同時用茯苓淡滲利溼，使寒邪所化之水有路可去，輔以附子化北方之寒，鎮水、利水與破寒並施，土有所生，水有所主。臨床常用本方治療慢性腎小球腎炎、腎病症候群、尿毒症、心源性水腫、充血性心力衰竭、羊水過多等屬陽虛水泛者。

三、展望

四逆湯經過兩千多年的臨床運用，透過大量的臨床案例及實驗研究證明其有確切的療效。心臟病是臨床高發疾病，發病率高，死亡率也高，而四逆湯恰恰在對心臟病的治療與預防方面有著很好的效果。我們要充分利用現代的科技方法最佳化其劑型，降低附子的毒性，並按照辨證論治的精神，對其適當進行加味，找出本方的最佳劑量及配比關係，使其在心臟病的急救和預防方面及其他疑難病症的治療中，充分發揮其應有的作用，能為人類提供更好的健康服務。

在 21 世紀初的 10 年中，四逆湯的實驗研究大多集中在強

心、抗休克、調節血壓方面,四逆湯的臨床運用也大多集中在治療心臟病及抗休克方面。這也充分證明了《傷寒論》中用來救急溫裏,治療少陰心腎陽虛證的科學性。急性心肌缺血合併休克對人體危害極大,發病率呈逐年上升趨勢,現代醫學在這方面獲得了很大的成果,但是病死率仍然居高不下,復發率也非常高,尤其在減少疾病的復發率和提高患者的生活品質,降低長期服用藥物的毒副作用方面還有一定的不足。四逆湯對保護心肌細胞,增加心肌收縮力,減少冠心病復發率有很明顯的效果,因此有必要對四逆湯進一步地開發利用,建立完整的四逆湯運用體系。重點在以下幾點。

首先,四逆湯在臨床運用大多為湯劑,對於急救來說非常不便,而且煎藥需要一定的時間,這會使搶救錯過最佳的治療時機,所以對於急救來說要找出一種方便快捷有效的新劑型如針劑、注射液、口服液等。

其次,最近中藥安全性受到廣泛的關注,龍膽瀉肝丸等含有有毒成分的藥物受到廣泛的質疑,本方中的附子在《神農本草經》中就記載有大毒,因此降低附子的毒副作用就成了推廣運用本方的關鍵性問題。原方中使用的是生附子,為了減輕其毒副作用,擴大其應用範圍,後世醫家在運用本方時一般選用炮製過的附子。附子的毒性成分主要為烏頭鹼,其可透過加熱水解法減毒,要運用控溫、控壓、水解提取法完成烏頭鹼的水解穩定過程,實驗證明此工藝不僅達到附片的原有療效而且達到安

全、穩定、可控增效的目的。還要找出本方的最佳劑量及配比關係，從而達到安全高效的目的。

最後，本方組成過於簡單，對於疾病的治療和預防方面有一定的局限性，為了更加貼近臨床，應遵仲景之法，根據中醫辨證論治的理論和患者體質，總結臨床經驗，對本方進行適當加味，這樣既可以擴大本方的運用範圍，又能提高臨床療效，經過加味的四逆湯更適合在臨床上推廣使用。

第四節　四逆湯臨床運用注意事項

一、劑量

傷寒論原方為：甘草二兩（炙），乾薑（一兩半，強人三兩），附子（一枚生用，去皮破八片，強人可大附子一枚）。現代藥典規定甘草 2～10g，乾薑 6～9g，附子 3～15g。生附子一枚，以生藥入藥，古今附子在形態大小上應差別不大。小者一枚 15g，大者 20～30g，取中等大小者約為 20g。假定生附子之毒性與藥效為製附子兩倍以上，則傷寒論原方每劑所用附子相當於現代製附子 40～60g，如果用大附子則為 90g。按考古已有定論的漢代度量衡折算 1 兩＝ 15.625g，炙甘草約為 30g，乾薑為 23～46g。吳佩衡、范中林、盧崇漢、李可等善用附子的臨床大家附子劑量一般在 30g（病輕）～100g（病重）～200g

(病危重)。應該注意,上述附子劑量均為湯藥劑量,並非丸散劑量。

二、煎煮服藥方法

漢代煎法:原方三味,以水三升,煮取一升二合,去滓,分溫再服。漢代煎法是一次煎好,分 2 次服用,水量折合現在是 600ml,煎取出 240ml。

李可老中醫的煎煮法:病勢緩者,加冷水 2,000ml,文火煮取 1,000ml,5 次分服,2 小時 1 次,日夜連服 1～2 劑,病勢危急者,開水武火急煎,隨煎、隨餵,或鼻飼給藥,24 小時內,不分晝夜頻頻餵服 1～3 劑。

盧崇漢的煎煮方法:先用流水浸泡 2 小時後再煎煮,盧氏認為,現在某些附子的製作工廠為了降低加工成本,使用了有毒的化學製劑浸泡附子脫皮,導致大量的有毒物質殘留在附子裡。先浸泡 2 小時是不得已而為之。附子超過 15g 一律先煎,附子先煎 2 小時,這 2 小時是從煮開後計時,2 小時以後嘗之不麻了,就可以放其他藥,再煎半小時即可。水要一次性加夠,患者實在掌握不了火候,水少了,一定要加開水,這是頭煎。第二煎也是開後半小時,第三煎同第二煎。一般將三道藥混合起來分 3 次服,一定要溫服。

三、服藥禁忌

　　忌口是保證療效的一個不可少的因素，按照盧門（盧崇漢）的經驗，服溫熱藥一定要忌口。忌口有兩方面：一個是絕對要忌生冷寒涼，因為附子是扶陽的，所以一切損陽的因素都要去掉，這才能保證療效。另外一個是要忌辛燥。為什麼辛溫扶陽還要忌辛燥呢？盧氏做了一個比喻，附子以及其他的辛溫扶陽藥就像汽油一樣，它是動力之源，但是如果你吃了辛燥的東西、煎炒的東西，那就像丟了一個火星到油裡面，油馬上就會燒起來，就會引起上火，所以辛燥的也要忌。

四、附子中毒本質及表現

　　中毒本質：附子中含有雙酯型二萜類生物鹼，而且具有強烈毒性，其中烏頭鹼毒性最強，能麻痺呼吸中樞和血管運動中樞，致心律不齊，最後導致心跳停止而死。對人的致死量為 3～5mg，與 0.15～1g 生藥相當。

　　中毒表現：①神經系統表現為口舌、四肢及全身麻木、頭痛、頭暈、精神恍惚、語言不清或小便失禁，繼而四肢抽搐、牙關緊閉、呼吸衰竭等。②循環系統表現為心悸氣短、心律失常、血壓下降、面色蒼白、口舌發紺、四肢厥冷等。③消化系統表現為流涎、噁心、嘔吐、腹痛、腹瀉、腸鳴音亢進。

五、減毒方法

烏頭鹼又叫做雙酯生物鹼，這個雙酯生物鹼就是附子毒性主要的一種生物鹼，但是雙酯生物鹼是一個不穩定的生物鹼，它可以透過加熱水解，去掉一個酯基後水解為苯甲醯烏頭鹼，它的毒性就只是原來烏頭鹼的 200 分之 1，如果再進一步加熱，再去掉一個酯基，就變成了氨基醇類生物鹼，又叫做烏頭胺，它的毒性就又降到原烏頭鹼的 2,000 分之 1，此時已不會引起中毒反應了，且回陽救逆的功效保存完好。附子的減毒就是靠加熱，水解，使用附子就一定強調煮透，所以有「附子不在製透而在煮透」之說。

六、中毒解救

清除毒物，在無驚厥及嚴重心律失常情況下，反覆催吐、洗胃。

肌內注射 Atropine 0.5～1.0mg，根據病情決定注射數次。如未見症狀改善或出現 Atropine 毒性反應，可改用 Lidocaine 靜脈注射或靜脈注射。

對呼吸衰竭、昏迷及休克等垂危患者，酌情對症治療。

中藥治療可用綠豆、甘草、生薑等煎湯內服。

吳佩衡認為：附子中毒，可以再服四逆湯以解其毒。現在的研究結果顯示，四逆湯是強心的。烏頭中毒出現心力衰竭而死，強心和心力衰竭本身就是拮抗。四逆湯給中毒患者服用，是糾正心力衰竭，搶救患者最好的解藥。

第三章

臨床分科應用解析

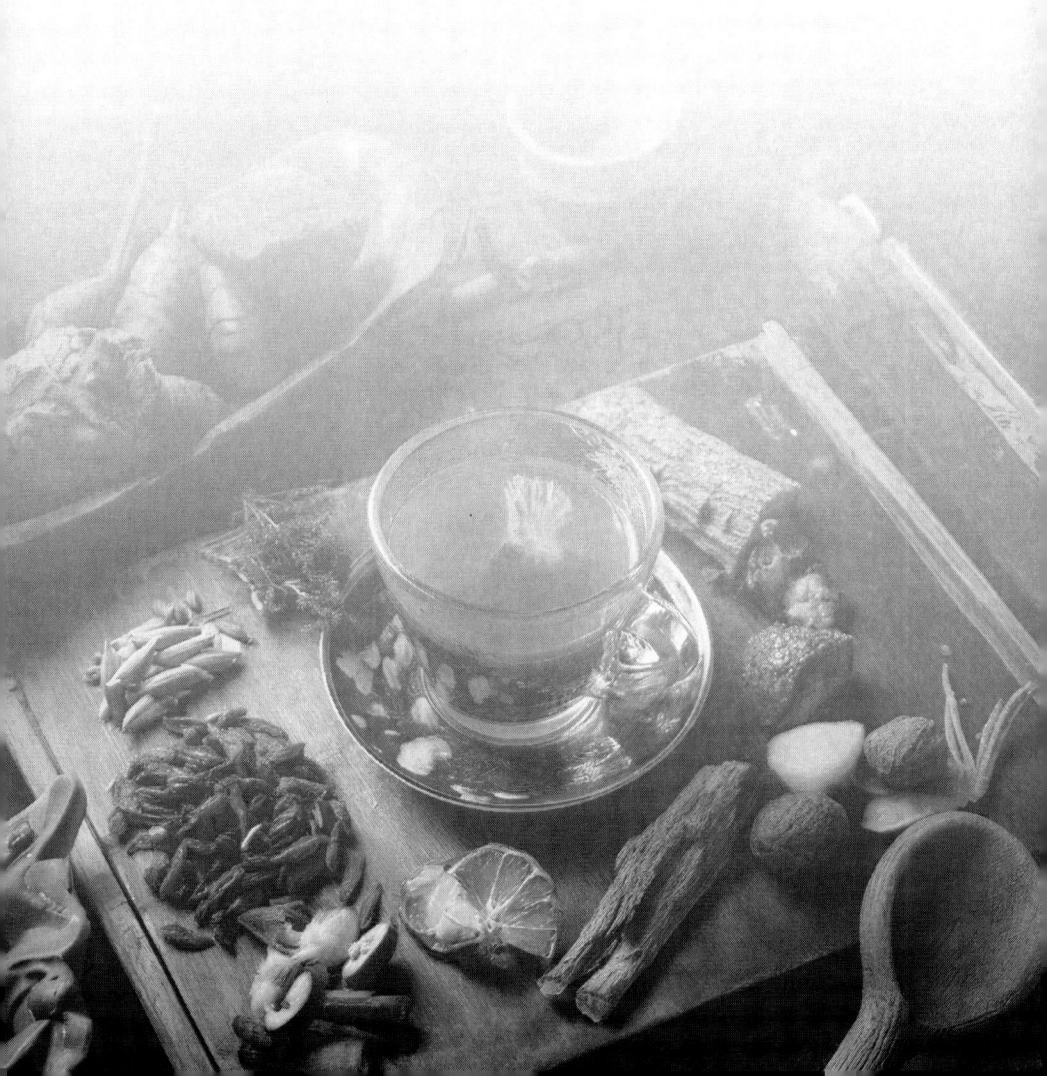

第一節　循環系統疾病

一、心律失常

心律失常是心血管疾病常見的臨床表現形式，尤其是室性心動過速、心室顫動等惡性心律失常，不但加重原有心臟疾病，還可誘發心源性猝死。

緩慢性心律失常屬於中醫的心悸、怔忡、暈厥、厥脫的範疇，其病位在心，病本在腎，心腎陽虛是本病的共同病理基礎。元陽衰憊、心陽不振、氣虛痰瘀、水邪叢生為其主要病機。心陽不振、命門火衰，溫運推動無力，血行遲滯，痰瘀互結，故見胸悶、胸痛、心悸、頭暈、昏厥、脈遲緩或結代等症。治療多以溫陽補氣、振奮心陽、祛瘀化痰為治則，經方多選用麻黃細辛附子湯、四逆湯、桂枝加龍骨牡蠣湯、參附湯等。

醫案精選

◎案

宋某，女，48歲。2007年11月10日初診。曾因心悸、氣短等到某醫院檢查，心電圖顯示竇性心動過緩。經中西醫治療效果不明顯，近因症狀加重而來診治。症見：心悸，氣短乏力，汗出，口乾欲飲熱水，手足不溫，舌淡苔白，脈沉遲（48次/min）。辨證為心陽欲脫。治以回陽固脫。方用四逆湯加味。

處方：附子 10g，乾薑 10g，炙甘草 10g，紅參 10g，生川烏 10g，五味子 5g（打碎）。6 劑。

先以大火將藥煮至沸騰，然後再以小火煎藥 50min，第二次煎煮約 25min，合併藥液，每天 1 劑，分 3 服。

二診：心悸、汗出均有減輕。脈較前有力（60 次／min）；復以前方 12 劑，諸症消失。囑其服用附子理中丸 4 瓶以資鞏固。隨訪半年，一切尚好。

按根據心悸、氣短乏力辨為氣虛，又根據口乾欲飲熱水、手足不溫辨為陽虛，因汗出辨為陽虛不固，以此辨為心陽欲脫證，治以四逆湯溫壯裏陽、回陽固脫，加紅參益氣助陽，五味子斂陰和陽，兼制辛熱藥傷津，方藥相互為用，以奏其效。

二、慢性心力衰竭

充血性心力衰竭簡稱心力衰竭或心衰也稱心功能不全，是指靜脈回流正常的情況下，由於原發的心臟損害引起的心排血量減少和心室充盈壓升高，臨床上以組織血液灌注不足以及肺循環和（或）體循環瘀血為主要特徵的臨床症候群。2008 年歐洲心臟病學會（ESC）提出：「心力衰竭是一種臨床症候群，包含以下特點。典型症狀：休息或運動時呼吸困難、乏力、踝部水腫；典型體徵：心動過速、呼吸急促、肺部囉音、胸腔積液、頸靜脈壓力增高、外周水腫、肝臟腫大；心臟結構或功能異常

的客觀證據；心腔擴大、第三心音、心臟雜音、超音波心動圖異常、腦鈉素水平升高。」美國心力衰竭學會對心力衰竭的定義則更加強調病因和疾病的發展過程，提出：「心力衰竭是一種心功能不全所致的臨床症候群，一般是由於心肌功能不全或心肌丟失的結果。其特點是左心室擴張或肥厚，導致神經內分泌失常、循環功能異常並出現典型症狀：體液瀦留、呼吸困難、乏力（特別是運動時）。」隨著人們生活水準的提高，平均壽命不斷延長，慢性心力衰竭的發病率也在逐年增長，即使是心血管疾病防治工作已獲得較大進展的已開發國家，該病的發病率、致殘率和致死率仍然居高不下，如何防治慢性心力衰竭已成為全球性的醫學難題。

中醫將慢性心力衰竭歸屬於「心悸」、「喘證」、「水腫」等範疇，雖然其病位在心，但又不局限於心，肺脾肝腎等都與心相互影響，相互制約。該病的基本病機可概括為陽氣虛衰、血瘀水停。其中，陽氣虛衰為本，血瘀水停為標，而血瘀、水飲又會進一步耗損陽氣，加重症狀。因此溫陽益氣、活血利水成為該病的基本治法。

醫案精選

頑固性心力衰竭指經過充分利尿、強心、擴血管等規範治療後，心力衰竭未有好轉，胸悶、喘促、水腫反覆發作。常用藥物：附子、乾薑、甘草、茯苓、澤瀉、肉桂、黃耆。

◎案

孫某，男，75歲。2010年10月7日初診。主訴：間斷性喘促、水腫5年，加重2個月。患者原有Ⅲ度房室傳導阻滯，於6年前植入永久性心臟節律器，5年前又出現氣短喘促，活動後加重，下肢水腫，反覆住院治療。近2個月症狀加重，應用利尿劑、血管擴張藥、血管緊張素轉換酶抑制劑等效果不佳。現喘促不能平臥，四肢欠溫，雙下肢重度凹陷性水腫，按之如泥，脈沉細，舌質紫暗，苔少。辨證屬心腎陽虛，水飲內盛。治以溫陽利水。方用四逆湯加減。

處方：附子12g（先煎），乾薑30g，甘草6g，白术10g，茯苓30g，澤瀉30g，肉桂10g，黃耆50g。7劑，每日1劑，水煎2次取汁300ml，分早、晚2次服。

服7劑後，胸悶、心慌好轉，繼服10劑，胸悶、水腫消失。

三、冠心病心絞痛

冠狀動脈粥狀硬化性心臟病簡稱冠狀動脈性心臟病或冠心病，又可稱為缺血性心臟病，是由於冠狀動脈粥狀硬化使冠狀動脈管腔狹窄或阻塞導致心肌缺血、缺氧而引起的心臟疾病，為動脈粥狀硬化導致器官病變的最常見類型。心絞痛即是冠狀動脈供血不足、心肌暫時的、急遽的缺血與缺氧所引起的臨床症候群。冠心病心絞痛臨床上可分為三大類：勞力性心絞痛、

自發性心絞痛以及混合性心絞痛，目前常用的治療方法包括藥物治療、介入治療、手術治療等。

冠心病心絞痛屬中醫學「胸痹」、「卒心痛」等範疇。病機為多種因素作用於機體，引起機體血液運行不暢，進而使血液凝滯不通，不通則痛。

醫案精選

四逆湯作為傳世經典方劑，為心血管內科臨床常用藥，臨床多採用四逆湯為主，治療心腎陽虛型心血管疾病，如冠心病心絞痛、頑固性心力衰竭、複雜心律失常及動脈硬化性閉塞症等，均獲得了較好的臨床效果，介紹如下。

◎案（冠狀動脈介入後心絞痛）

冠狀動脈介入技術已廣泛應用，但介入術後可再發心絞痛，且這種心絞痛多為頑固性心絞痛，病程長，病情重，常規抗心絞痛治療效果不理想。常用藥物：附子、乾薑、甘草、桂枝、細辛、白芍、紫蘇梗。

王某，男，69歲。2011年2月10日初診。發作性胸悶6個月，加重1月餘。患者於6個月前覺胸悶胸痛，活動後發作，休息後胸悶緩解。3個月前在某醫院植入冠狀動脈支架2個，1個月前症狀復發，活動後胸悶氣急，咽喉部有堵塞感，常規應用抗血小板聚集、抗凝、擴張冠狀動脈、降血脂等藥物後效果不佳，要求中藥治療。現氣短，活動後胸骨後緊縮感，心前

第三章 臨床分科應用解析

區不適，咽喉部有堵塞感，尤其飯後活動胸悶易發作，飲食正常，睡眠差，脈沉細，舌質淡，苔白。辨證屬心陽不振。治以溫陽通脈。方用四逆湯加減。

處方：附子9g（先煎），乾薑15g，甘草6g，桂枝15g，細辛3g，白芍12g，紫蘇梗10g。每日1劑，水煎2次取汁300ml，分早、晚2次服。

5劑後症狀減輕，仍感腹脹，大便乾結，上方加萊菔子15g、白朮30g、檳榔10g，繼服10餘劑後，胸悶氣急等症狀消失。

◎案（快慢症候群）

心房顫動伴有長間歇亦稱「快慢症候群」，臨床用藥矛盾，一般主張安置永久性心臟節律器。常用藥物：附子、乾薑、甘草、細辛、桂枝、黃耆。

鄭某，女，62歲。2010年1月12日初診。間斷心慌伴頭暈1年餘，加重1個月。1年來反覆發作性心慌，伴有頭暈、出汗，嚴重時有暫時性黑矇。心慌發作時查心電圖示：心房顫動並有長間歇，最長R-R間期為6s。患者對安置心臟節律器有顧慮，要求中藥治療。平素體質較弱，易感冒，怕冷，勞累後心慌發作，面色白，舌體胖大，苔膩，脈細無力。辨證屬心腎陽虛，心脈失養。治以溫陽通脈。方用四逆湯加減。

處方：附子 12g（先煎），乾薑 15g，甘草 12g，桂枝 20g，陳皮 9g，細辛 3g，當歸 10g，黃耆 30g。每日 1 劑，水煎 2 次取汁 300ml，分早、晚 2 次服。

20 劑後心慌發作逐漸減少，堅持服 60 劑症狀消失。隨訪 1 年，心房顫動未再發作。

◎案（下肢動脈硬化性閉塞症）

動脈硬化性閉塞症屬於中醫學「脈痹」範疇，由於血管內斑塊堵塞，下肢動脈狹窄，血流減少，出現下肢發涼、活動後疼痛、皮色紫暗等症狀。常用藥物：附子、乾薑、甘草、當歸、桂枝、細辛、白芍、牛膝等。

劉某，男，65 歲。2011 年 2 月 2 日初診。雙下肢發涼、活動後疼痛 3 年餘，加重 2 個月。患者有糖尿病病史 10 年，3 年來逐漸感覺雙下肢冰涼，活動後下肢疼痛，冬天尤甚，自訴下肢從骨子裡發涼，大約走 1,000m 即感下肢疼痛。雙下肢血管超音波：下肢動脈多發粥樣斑塊，右下肢較重。查雙下肢欠溫，趺陽脈（足背動脈）極細弱，右側幾乎消失。舌質暗，苔白，脈沉細。辨證屬心腎陽虛，血脈痹阻。治以溫陽補腎通脈。方用四逆湯加減。

處方：附子 12g（先煎），乾薑 15g，甘草 6g，白芍 12g，桂枝 20g，淫羊藿 12g，川牛膝 30g，當歸 10g，木瓜 10g。水煎服，每日 1 劑。

服藥 20 劑,下肢發涼明顯減輕,活動後疼痛感消失。

按心絞痛、心力衰竭、心律失常、血管閉塞等,病雖不同,但病因本質一樣,都是因心血管疾病的共同發病基礎血液循環障礙引起,均有四肢不溫的表現,即中醫學所說的「四逆」,四逆湯為此證而設,方中附子、乾薑大補陽氣,陽氣運行,則血脈通暢,諸症好轉,此即「異病同治」。

四、心功能不全

心功能不全是由不同病因引起的心臟舒縮功能異常,以致在循環血量和血管舒縮功能正常的情況下心臟泵出的血液不能滿足細胞、組織的需求或僅在心室充盈壓增高時滿足代謝需求。引起慢性心功能不全的病因主要是瓣膜疾病,其次是高血壓和冠狀動脈粥狀硬化性心臟病,誘因主要是感染、心律失常、水電解質紊亂、過度疲勞、精神壓力過重、環境氣候劇變等。有臨床研究發現肺部感染是導致老年人心力衰竭的重要原因。

醫案精選
◎案

李某,女,78 歲。因咳喘 30 年餘,再發加重伴胸悶胸痛半月餘入院。既往有慢性阻塞性肺疾病、高血壓、冠心病、慢性心衰史,多次住院治療,長期口服 Captopril、阿斯匹靈、Furosemide 等西藥。入院情況:血壓(BP)180/120mmHg(1mmHg = 0.133kPa)。神清,精神欠佳,頸靜脈充盈,肝頸徵(+),雙

肺呼吸音清，雙側中下肺可聞及溼囉音，心界擴大，房顫律，未聞及雜音，腹軟，肝右肋下3cm，雙下肢凹陷性水腫。舌紅，少苔，脈細數結代。

輔助檢查：麩丙轉胺酶（ALT）26U/L，天門冬胺酸胺基轉移酶（AST）71U/L，血尿素氮（BUN）21.74mmol/L，肌酐（Cr）297.7μmol/L。心電圖示心房顫動伴心率加快，心率114bpm，ST-T改變。心臟彩色超音波：左心擴大，射血分數（EF）32％。西醫診斷：①冠心病、心房顫動伴心率加快、慢性全心力衰竭急性發作、左心功能Ⅵ級；②高血壓病3級，極高危。入院治療：行強心，利尿，擴管減輕心臟負荷，控制心率，抗心室重構，營養心肌，雙重抗血小板聚集，氧療，抗感染等治療。患者當晚仍感腹脹納差，心悸氣促，第二天上午出現暈厥一次，下午出現急性左心衰，經搶救生命體徵相對穩定。西醫常規治療，療效不佳。症見：神疲乏力，面色蒼白，語聲低微，半臥於床，欲寐，動則氣促，冷汗出，時有咳嗽、吐涎沫，夜間為甚，口不乾，食納睡眠差，四肢乏力厥冷，大便乾結。舌紅光無苔，脈浮虛大而數。患者大病久病之後，其症及舌脈一派虛象，三陰經虛寒、陰寒內盛，陽脫欲竭之危象，治以回陽救逆、益氣生脈，方用四逆湯加減。

處方：製附子30g，紅參20g，乾薑20g，細辛10g，五味子18g，法半夏12g，山茱萸15g，桂枝18g，炙甘草30g，磁石15g。4劑，水煎服。

第三章　臨床分科應用解析

　　製附子先煎 30min，再放入其他藥物，紅參另煎對服。考慮到患者腹脹納差，噁心欲嘔，中藥每日頻服，每次約 200ml，每日 1 劑。同時給予中藥灌腸，每日 2 次。2 天後複診，患者精神轉佳，聲音較前清晰、響亮，咳嗽、氣促稍減輕，口微乾，納眠好轉，四肢轉暖，肢腫已消，聽診雙肺溼囉音明顯減少，舌紅有苔較少，脈沉。三診：汗斂喘定，四肢回溫，活動自如，可自行起床，夜間安然入睡，舌淡紅，有苔，脈有力。觀察 2 天後出院，改服醫院自製中成藥強心膠囊。每日 3 次，每次 4 粒。1 個月後回訪：患者精神矍鑠，活動自如，食慾佳。仲景所著《傷寒論》中傷寒六經辨證之法，使我們洞悉病源，統病機而執萬病之牛耳。臨證當中，不要固執於西醫的病名，甚至連中醫的病名也無須深究，據四診八綱可以見病知源，少犯錯誤。

　　按本案方中重用附子純陽之品的大辛大熱之性，輔以桂枝、乾薑、山茱萸等破陰回陽，更增入磁石吸納上下，維繫陰陽，紅參及五味子益氣生脈，伍以大量炙甘草，一以監制附子劇毒，一以甘草緩之性使薑附逗留於中，則溫暖之力綿長而散播於外，使回陽之力持久。諸藥合用，共奏回陽生脈之效，故厥回脈復而諸症自除。本案涉及中醫舌診中令人困擾的一個難題，即關於無苔舌的主病，凡舌面無苔而乾，或中心剝蝕如地圖，或舌紅如柿，或見裂紋，各家皆主陰虛。但臨床所見，不少氣虛、陽虛甚至亡陽危證中，也出現這樣的舌象，本案也正屬於此範圍。當時患者舌紅少苔但神疲乏力，面色蒼白，語聲低微，病情危重，遂捨舌從症，徑投回陽救逆之辛熱大劑，輔

以紅參而共奏陰陽並補，結果患者病情短期內即見明顯改善。上述案例揭示了無苔舌的另一機制所在。舌苔的生成乃由胃氣之蒸化，胃虛則蒸化無權，舌苔便不能反映真相，而人身氣化之根，在下焦腎中命門真火，此火一弱，火不生土，則胃氣虛；金水不能相生，水液便不能蒸騰敷布，無苔舌便因此形成。《黃帝內經》云：「腎苦燥，急食辛以潤之，開腠理，致津液，通氣也。」故此用附子味辛大熱，卻能治癒無苔舌證。

五、病態竇房結症候群

病態竇房結症候群簡稱病竇症候群或病竇，也稱竇房結功能不全，是由竇房結和（或）其鄰近組織病變引起的竇房結起搏和（或）傳導功能障礙，從而產生的多種心律失常和臨床症狀。

中醫並無病態竇房結症候群病名，因其典型症狀，可歸屬於中醫「心悸」、「怔忡」、「眩暈」、「胸痹」、「厥證」等範疇。

《素問·脈要精微論篇》曰：「代則氣衰，細則氣少，澀則心痛。」《傷寒論》曰：「脈按之來緩，時一止復來者，名曰結。又脈來動而中止，更來少數，中有還者反動，名曰結，陰也。脈來動而中止，不能自還，因而復動者，名曰代，陰也。」這些均與當今的病態竇房結症候群之表現類似。

在歷代經典著作的基礎上，根據自己的臨床經驗，現代醫家對病竇的病因病機提出了不同論點。

于作盈認為病態竇房結症候群的主要病機為陽氣不足，心

腎陽氣虧虛，寒凝血瘀，氣血凝滯，心失所養，日久則陽損及陰，陰陽兩虛，陰不斂陽。

魏執真認為本病由稟賦不足，勞逸失度而導致心脾腎陽不足，陰寒之邪內生，寒凝則心脈痹阻，故脈來遲緩。也可因脾腎陽虛水停，日久生瘀，寒瘀互結，阻滯心脈。病竇出現慢快症候群，則認為是氣血瘀滯，久瘀生熱，而出現數脈或疾脈等證。

劉玉潔有感於張錫純「大氣下陷」理論的闡述，認為病竇的主要病機為大氣下陷，也見於氣陰兩虛、心腎陽虛、肝鬱痰濁等。

牛永軍認為病竇本在於心腎，人之脈始於腎，生於胃，統於心，會於肺，約於肝，是故脈關乎五臟，腎主封髓而藏精，復又還於五臟，若督精不足，不能還於心，則脈遲而胸悶心悸；不能還於肺，則氣短；不能充於腦，則頭暈；陰陽不相順接則暈厥。

楊素娟認為病竇病位在心、腎，心腎陽氣不足，陰寒內侵，凝聚而使陽氣失於敷布，故而氣滯血瘀。且認為心的功能主要仰賴於陽氣，患者久病，陽氣耗損，陰寒內生，寒凝阻滯經脈，則陽氣不舒，氣滯而血瘀，心陽不振，陽虛血瘀，故而心脈鼓動無力而出現遲脈。

羅路一認為本病病位在心，但與脾、腎密切相關，病機主要為心腎陽氣不足，兼有寒凝、血瘀、痰阻等。故本病屬於本虛標實，本虛是指心、脾、腎等臟腑陽氣不足，氣血陰陽虧虛；

標實是指陰寒、瘀血、痰濁等。

　　朱明軍也認為本病屬本虛標實，本虛是氣虛、陽虛；標實是瘀血、陰寒、痰濁，氣虛和陽虛是本病發病的基礎。本病病位雖在心，但常累及脾、腎。心主血脈，血液運行通暢全賴心氣的鼓動，若心氣不足，也陽衰微，則血脈空虛而脈鼓動無力，故見遲脈、緩脈、結脈。心氣也要靠脾來濡養，若脾氣不足，脾陽虛損，生化乏源，心失所養，則可導致心氣不足，心陽虛損。腎元陰元陽，濡養五臟六腑，故腎虛亦可導致心氣不足，心陽虛損。

　　胡智海認為由陽虛、氣虛、血虛、血瘀引起本病。

　　王國認為本病主要病機是本虛，而本虛主要在氣陰兩虛，氣損及陽則出現心陽不足。常伴有脾腎陽虛和肝鬱氣滯。

　　賈秀蘭認為本病本於心腎。心氣虛，心陽虧損，心失所養故心慌氣短。陽氣鬱阻胸中則胸悶，心神失養，則神疲乏力倦怠。加之寒、痰、瘀交織，血脈痹阻，血液運行不暢。其根本病機是心腎陽虛，心脾腎陽虛為本，陰寒、血瘀、痰溼為標，屬本虛標實之證。

　　郭維琴認為陽氣不足為此病之本。及脈率快慢不齊，其數而無力，為陽損及陰，陰陽兩虛之象，仍屬本虛所致。腎陽虧虛，不能溫照心陽，心陽不足則無力鼓動脈管，心腎陽虛，寒邪內生，則寒凝而血滯。可以看出，現代醫家對病竇的認識基本一致：本病的主要病機是陽氣不足，常累及心、腎、脾，日

久又易陽損及陰，而至陰陽兩虛。陽氣不足，陰寒凝滯，瘀血痰溼內生，而成本虛標實之證。

醫案精選

◎案

舒某，女，34歲。1988年11月21日初診。主訴：頭昏、乏力、畏冷、記憶力減退3年餘。1987年5月曾因暈厥2次住某醫院，經心電圖檢查診斷為病態竇房結症候群，治療月餘無效。後又經數家醫院檢查，其結果基本相同。因西醫沒有有效療法，故求治於中醫。症見：頭昏，神疲困倦，面色蒼白，心慌氣短，時覺胸悶，四肢冷涼，口唇及舌質較淡，苔薄白，脈細、時促時結、一呼二三至。心電圖示：心律不齊，快時HR 76次／min，慢時HR 50次／min。心臟超音波報告各瓣膜均屬正常。中醫辨證為氣血兩虧，元陽衰微，心失溫養。治當氣血並補，回陽救衰。方投四物湯合四逆湯加味。

處方：熟地黃15g，全當歸20g，川芎10g，白芍10g，黨參20g，製附子30g（久煎），乾薑15g，炙甘草20g，肉桂10g（研末沖服）。

連進10劑，四肢溫和，神佳力增，脈來較前有力，但仍節律不整。原方減白芍，加細辛5g，再進10劑，諸症明顯改善，頭昏心悸基本消失。心電圖示HR 64次／min，節律均齊。後又以理中丸合歸脾丸常服以鞏固療效。隨訪至今未復發。再次複查心電圖為大致正常心電圖。

第二節　神經精神系統疾病

一、自汗

　　自汗，是指人體不因勞累，不因天熱及穿衣過暖和服用發散藥物等因素而自然汗出，為外感熱病及內傷雜病中的常見症候。《素問·陰陽別論》謂：「陽加於陰，謂之汗。」《傷寒論》、《金匱要略》有「自汗出」、「汗自出」等描述。朱丹溪對自汗的病理屬性做了概括，認為自汗屬氣虛、血虛、溼、陽虛、痰等。《景嶽全書·汗證》對汗證做了系統的整理，認為一般情況下自汗屬陽虛，盜汗屬陰虛。但「自汗、盜汗亦各有陰陽之證，不得謂自汗必屬陽虛，盜汗必屬陰虛也」。《三因極一病症方論》說：「無問昏醒，浸浸自汗出者，名曰自汗。」臨床上自汗確實多因氣虛、陽虛導致，但血虛、營衛不和、氣衰、亡陽、氣陰兩傷、風熱、風溼、外感傷溼、溼熱蘊結、暑熱痰溼、氣虛溼鬱、內傷瘀熱、心火內盛、陽盛陰虛、肝熱夾溼、痰阻等各種不同原因均可引起自汗。自汗在臨床上較為常見，既可以是一個獨立的病，也可以作為一個症狀出現於其他病症中。自汗作為一個獨立的病出現時，現代醫學常診斷為自律神經失調或更年期症候群等，在甲狀腺功能亢進症、結核病等疾病中也是臨床表現之一。

第三章　臨床分科應用解析

醫案精選

◎案

沈某，女，32 歲。1994 年 8 月 10 日因出冷汗 1 週初診。訴頭暈，疲乏欲睡，雙目不想睜開 2 天。觀其形，氣促倚附於其夫身，自汗如珠，似欲寐，望其色，面色白而浮，舌淡邊有齒痕；觸其膚，四肢厥冷；按其脈，微細而沉。追其病史，患者於上半年連續二次人工流產術。後一次是 6 月 28 日，術後惡露淋漓不盡達 20 天。7 月下旬起服避孕藥，服至 3 天後覺噁心，厭食，胸悶。即請某醫生診治，投之芳香化濁理氣之品，服藥後，患者出汗多，腹脹，納差，複診時，該醫生又於前方中加消導之品。服 5 劑後，前症加重，又兼腹瀉。三診時，該醫生改投清熱燥溼收斂之品，又服 3 劑，腹瀉雖止，但病情反而加重。出現上述陽虛欲脫之象。急宜回陽救逆，固表止汗。投加味四逆湯 3 劑。

處方：製附子 5g，乾薑 2g，炙甘草 10g，潞黨參 30g。

服本方後半天，患者雙目能睜，能坐起和家人交談。再診，汗出明顯減少，頭暈好轉，予前方製附子減為 3g，加炙黃耆 30g，2 劑。三診時，患者已汗止神爽，納增。用歸脾湯出入補益心脾，7 劑而癒。

按明代醫家繆希雍在《本草經疏‧續序例》上，對審證用藥與審時用藥提出了他的看法：「假令陰虛之人，雖當隆冬，陰精虧竭，水既不足，不能制火，則陽無所依，外泄為熱，或反汗

出，藥宜益陰，地黃、五味、鱉甲、枸杞子之屬是已，設從時令，誤用辛溫，勢必立斃。假令陽虛之人，雖當盛夏，陽氣不足，不能外衛其表，表虛不任風寒，灑淅戰慄，思得熱食，及御重裘，是雖天令之熱，亦不足以敵其其陽之虛，病屬虛寒，藥宜溫補，參、芪、桂、附之屬是已。設從時令，誤用苦寒，亦必立斃。」雖是盛夏，但體徵均為陽虛而致自汗，自當溫陽益氣固表，汗自止。製附子溫腎回陽，乾薑溫中以通陽，炙甘草調中補虛，潞黨參補中益氣，生津養血，諸藥合用能回陽益氣，固表止汗，救逆固脫。故臨診當「四診合參」，審證用藥，捨時從證，不致犯「虛虛之戒」。

二、精神分裂症

精神分裂症是以基本個性改變，思考、情感、行為的分裂，精神活動與環境不協調為主要特徵的一類常見的精神疾病。精神分裂症屬中醫學中的癲狂範疇，陰陽失調乃其主要病機。《難經》云，「重陰者癲」、「重陽者狂」，概其要也。狂證屬痰熱內擾者臨床最為常見，其病機正如《臨證指南醫案》所言：「狂由大驚大怒，病在肝膽胃經，三陽併而上升，故火熾則痰湧，心竅為之閉塞。」然狂證日久，纏綿不癒，正氣漸衰，往往形成陽虛虧損之癲證。《素問·生氣通天論》曰：「陽氣者，精則養神，柔則養筋。」指出了人體的神賴陽氣的溫養才能爽慧，思考敏捷，聰穎伶俐；筋靠陽氣的溫養方可柔和，屈伸自如，矯健有

力。若陽氣虛損，神失溫養則萎靡不振，神志恍惚；筋脈失於溫養，則疏懶嗜臥，怠惰少動，脈沉遲微細。是為陽虛虧損之癲疾也。

癲證的藥物療法，是從秦漢時期散在記錄的安神法，到長足發展後唐宋元時期分出的安神法、祛風法、祛痰法，再到已形成治療體系的明清時期，增加了活血化瘀法、補心養血法和滋陰養血法的同時，將祛痰法細化為清熱祛痰、理氣祛痰和溫化寒痰法。而狂證的藥物療法，也是從秦漢時期的鎮心安神法和清熱瀉火法，發展到之後陸續增加了祛風養血法、活血化瘀法、祛痰開竅法以及補脾養心法。從此過程可以看出，癲狂症的治療經歷了萌芽、雛形、發展、成型四個階段，這個發展過程就是治療方法不斷細化的過程，而細化的依據實質上就是辨證論治的完善。

醫案精選
◎案

王某，男，32歲，倉庫保管員。始因所管轄倉庫失火，驟受驚駭而致精神失常，於1995年3月住某精神病醫院，按單純型精神分裂症治療。至1995年12月顯著好轉而出院。囑其服用奮乃靜等藥以鞏固療效。不久，自動停藥，停藥半年，病情反覆。經中西醫多方治療無效。1996年10月求中醫診治，症見：患者精神呆滯，表情淡漠，目瞪不瞬，語言極少，喜悶睡，孤獨被動，情感反應遲鈍，飲食少思，面色蒼白，四肢不溫，舌

中篇　臨證新論

體胖大有齒痕，舌質淡嫩，苔白，脈沉遲微細。辨證為陽虛虧損。觀前醫處方，多是理氣化痰，清熱安神開竅之類。虛證施攻，是犯虛虛之戒，必致陽氣更傷。扶陽抑陰亟當重用。方用四逆湯加減。

處方：製附子 30g（先煎 1 小時），乾薑 15g，炙甘草 10g，人參 10g，肉桂 10g。

水煎 2 次，共取汁 400ml，分多次溫服，每日 1 劑，服 10 劑後病情好轉。遂將製附子量加大至 60g（先煎 1 小時），連服 30 劑，行動活躍，語言流利，言之有序，自知力恢復，能勝任工作，追訪 3 年未復發。

按《傷寒論》少陰病提綱「脈微細，但欲寐」之脈證與本病頗相類似，故擬用少陰寒化證之主方四逆湯加人參、肉桂以振奮陽氣，離照當空，陰霾自散，神情復常矣。用四逆湯加人參、肉桂治療精神分裂症是經驗方，證之臨床，多獲效驗。

◎案

安某，女，54 歲，退休工人。2007 年 8 月 28 日初診。主訴：發作性精神不安，被害妄想，幻聽 20 餘年伴流涎、口乾喜飲、飲不解渴，消穀善飢，尿多。患者 19 歲時，因戀愛問題致精神異常，多次到精神病院住院接受電擊治療（患者親屬述），用抗精神病藥物後，患者嗜睡，醒時目光呆滯。為獲得更好的療效，開始服用中藥治療，先後服用過礞石滾痰丸、白虎加人參湯、奔豚湯等方劑，但病情時輕時重。4 年前因子宮肌瘤手術治

療後，病情反覆，服用大量西藥，嗜睡，醒來幻聽更甚，聽到他人議論自己，如總感覺替自己動手術的醫生夫婦背後說她，想害她，伴腹中有氣上衝，發病時搥胸頓足，煩躁不安，病情緩解時流涎，每次就診時帶水，不停地飲用。舌淡紅，苔薄白，脈滑數。中醫診斷為癲證。西醫診斷為精神分裂症。辨證屬真陽不足，陰邪作祟。治以扶陽益真元，固腎益心脾。方用四逆湯加減。

處方：製附子30g（先煎），乾薑15g，炙甘草30g，浮小麥30g，大棗30g，益智仁15g，山茱萸30g，黨參30g，白朮30g，淫羊藿15g，巴戟天15g。7劑，每日1劑，水煎服。

二診：患者述服藥後流口水減少其他症變化不明顯。舌象同前，但脈滑緩，認為有效，繼服上方7劑。

三診：喝水減少，病症發作次數減少，程度也較以往輕。看到患者有了信心，在繼服上方的同時，對患者進行心理治療。這樣治療了2個月，患者終於可以正常交談了。患者自訴，有幻聽時，能按照心理治療的方法，控制它了。

按「心藏神」、「腎藏志」臨床上與精神活動相關性疾病，必與心腎關係密切，其中癲之本在心腎陽虛。清末傷寒名醫鄭欽安《醫理真傳》：「癲、癇二證，緣由先天真陽不運，寒痰阻塞也……按人身立命，無非活一口真氣，真氣一足，萬竅流通，一切陰邪，無從發起；真氣一衰，寒溼痰邪頓生，陽虛為痰所擾，則神志不清，頑痰流入心宮，則癇呆並起。」治療本病沒

有按豁痰開竅、醒腦安神的常法，而是扶陽益真元，固腎益心脾。四逆湯加黨參、白朮（附子理中湯）扶助真元，益脾氣；甘麥大棗湯益心脾，益智仁；山茱萸、淫羊藿、巴戟天補肝腎以固根本。

三、鬱證

鬱證是由於情志不舒，氣機鬱滯，臟腑功能失調所致，臨床所見以心情憂鬱，情緒不寧，胸部滿悶，脅肋脹痛，或易怒易哭，或咽中如有異物梗塞，失眠等症為主要表現的一類病症。

醫案精選
◎案

某，女，50歲，已婚，護理師。因「心悸，心煩，頭暈頭痛，易緊張，胸悶憋氣，腰、膝、背痛10年加重伴胃脘不適，食少納呆2個月」就診。1999年初，因子宮肌瘤行子宮切除術，1年後又因左乳腺增生，行乳腺切除術。此後經常心悸、心煩，頭暈頭痛，伴潮熱汗出，膝關節疼痛，眠差，大便乾結，心煩易怒，皮膚搔癢，先後就診於消化內科、神經內科、心臟內科、皮膚科等，進行多項檢查，曾診斷為精神官能症、失眠、神經衰弱、更年期症候群，並為此因病退休。服用中西藥物不計其數，自認為已不可救藥。症見：心悸，急躁易怒，易緊張，胸悶憋氣，腰、膝、背痛，胃脘不適，食慾不振，膝關節疼痛，欲寐不能，大便乾結，潮熱汗出，心煩易怒，皮膚搔癢，

舌紅苔薄黃乏津，脈弦中沉取細弱無力。中醫診斷為鬱證。西醫診斷為更年期焦慮症。辨證屬少陰伏寒，肝腎陽虛。治以溫腎陽，安心神。方用四逆湯合甘麥大棗湯化裁。

處方：製附子15g，乾薑5g，炙甘草15g，大棗15g，浮小麥30g，補骨脂15g，淫羊藿15g，菟絲子15g。5劑，每日1劑，水煎服。

二診：患者述服藥1劑後，就感到睡眠好轉，人也有精神一些，5劑藥後，病好了一半。效不更方，原方繼服。

三診：所苦若失，脈和緩，故改四逆湯為四君子湯，繼服5劑。

按患者症狀複雜，難以辨證。參考患者往日病歷，常規方法用藥已無濟於事。根據患者年齡50歲，《黃帝內經》云，「女子七七，腎氣衰」，結合患者「欲寐不能，脈弦中沉取細弱無力」考慮其病機為少陰伏寒，肝腎陽虛，故用四逆湯溫心腎之陽，用甘麥大棗湯伏心火以安心神，補骨脂、淫羊藿、菟絲子補肝腎以養其根，故痊癒。

四、失眠

失眠症是現代都市生活中常見病及多發病，嚴重影響著人們的生活品質。長期以來，中醫對失眠病機的認識多從「邪火亢盛，陰虧血少，神失所用」立論，認為其病理變化總屬陽盛陰

衰，陰陽失交。治療常以滋陰清熱、寧心安神為主，遣方用藥多用寒涼之品，鮮有從陽虛論治者。然而中醫治療疾病的優勢在於辨證求因、審因論治，對陰虛型失眠法當滋陰斂陽，對陽虛型失眠者則當扶陽護陽。但就目前臨床實際來看，醫者辨治失眠，多從陰虛陽熱入手，很少有慮及陽虛者，故而治療中難免有誤。四逆湯合桂枝加龍骨牡蠣湯在陽虛型失眠患者的應用中，療效顯著，下面從三個方面對其進行分析。

（1）四逆湯合桂枝加龍骨牡蠣湯：方中附子補水中之火以培木氣之根，溫陽化氣，令水升火降；柴胡疏達升發厥陰肝木之氣；桂枝達肝木之鬱，並通心陽；白芍疏泄膽經木氣；龍骨、牡蠣潛以平其逆，將陽氣進一步潛入水中；枳殼、乾薑、炙甘草樞轉中焦脾土之氣，使四臟和脾胃共同運轉，即恢復其氣的流通，陽氣升降出入正常而症狀可改善。臨床上，在此方基礎上的加減對失眠患者整體情況的改善有相當大的幫助。

（2）失眠患者伴情緒症狀者多見焦慮滋動和低落憂鬱交替發生，易興奮與易疲倦交替出現，有的還伴有口苦、胃脹、脅痛、頭痛、大便不暢等組體症狀，典型者可出現左或右的頭脹、頭痛、脅痛、少腹痛，說明可能是肝氣生發不利或肺氣肅降無權。若肝氣舒展不利，則可能出現 1～3 時肝經循行的時間易醒、醒後難再睡，或在此時間段出現烘熱、汗出、肢體麻木等伴隨症狀。女性還可出現經前或經期失眠加重，並伴有乳房、小腹脹痛等症狀。如果心火浮於上則可出現口乾、咽痛、心煩、

烘熱感、反覆口腔潰瘍等「上火」的表現。以上所論述的「陽盛之象」若見雖口乾、喜飲溫水，不耐寒冷，咽痛，口乾諸症反覆纏綿難癒。則可能為虛火，並非陽亢。虛陽不能沉潛於水中而浮越於上。章次公總結：「有些失眠患者，單純用養陰、安神、鎮靜效果不佳時，適當加入桂、附一類興奮藥，每可奏效。」扶陽名家祝味菊謂之：「虛人而躁甚者，氣怯於內，陽浮於上……甘涼之劑可令小安，緩和之效也。因其小效而頻服之，則氣愈怯則陽愈浮矣，此非亢陽之有餘，乃陽衰不能自祕也……宜與溫潛之藥，溫以壯其怯，潛以平其逆，引火歸原，導龍入海，此皆古之良法。」

（3）心理特徵與失眠息息相關，既因又果，《黃帝內經》指出情志可引起內臟氣機的紊亂，而這種紊亂可能是產生失眠的原因之一。本方在調整氣機的同時溫陽散寒，使五臟安和，使情志的恢復得到生理上的基礎。臨床上也可見一些患者在服藥後的情緒能恢復平穩。因此我們認為此方法能對失眠患者的整體情況的改善有幫助。

醫案精選
◎案

孫某，女，55 歲。2007 年 8 月 11 日初診。有失眠病史 20 餘年，近 2 年來明顯加重，屢服中西藥乏效，痛苦不堪。症見：每晚僅能入睡 3～4 小時，入睡容易，可稍睡即醒，然則入寐困難，頭昏，急躁，汗多，腰腿痠軟乏力，手足不溫，小便色

白，大便乾結，舌淡苔滑，脈沉弱（尺、寸明顯，關部略弦）。辨證為陰寒內盛，神不守舍。治以溫補心腎，引陽入陰。方用四逆湯加味。

處方：製附子 15g，乾薑 10g，炙甘草 15g，龍骨 20g，牡蠣 20g，黨參 20g，黃連 5g，茯苓 10g。6 劑，每日 1 劑，水煎服。

先以大火將藥煮至沸騰，然後再以小火煎藥 50min，第二次煎煮約 25min，合併藥液，每天 1 劑，每日分 3 服。

二診：睡眠好轉，煩躁、汗出改善，大便通暢，脈較前有力，復以前方 12 劑。

三診：睡眠達 6 小時左右，煩躁消失，頭腦清醒，手足溫和，自覺眼睛乾澀，又以前方加入白芍 15g、菊花 10g、石決明 12g、菟絲子 10g、沙苑子 10g，6 劑。之後，又服用前方 20 劑以鞏固療效。2008 年 4 月前後陪同鄰居前來就診，說其失眠未再出現，睡後頭腦清醒，其他一切尚好。

按根據手足不溫、小便色白辨為寒，又根據失眠、急躁辨為陰寒內盛、格陽於上於外；因汗出、頭昏辨為陽虛不固，又因舌淡苔滑辨為陽虛不化，以此辨為陰寒內盛，神不守舍，給予四逆湯加味治療。方中以四逆湯溫陽散寒，固攝神明，加黨參益氣助陽，茯苓滲利寒濁，龍骨、牡蠣重鎮潛陽安神，黃連除煩，兼防溫藥格拒；之後根據病情變化而又加白芍、菊花、石決明、菟絲子、沙苑子，以使方藥更好地切中病情，從而獲得預期治療效果。

第三章　臨床分科應用解析

五、厥證

厥，逆也，氣機逆亂之意。厥證名稱的由來最早見於《黃帝內經》。

《黃帝內經》認為厥證的形成與外感時邪、內傷情志、飲食勞倦及房事太過諸因相關。其感於外邪者，《素問・舉痛論》曰：「寒氣客於五臟，厥逆上泄，陰氣竭，陽氣未入，故卒然痛死不知人。」指出寒邪侵入五臟，陰氣阻遏於內，氣血凝滯，經脈不通，故疼痛難忍。其內傷七情者，如《素問・生氣通天論》曰：「陽氣者，大怒則形氣絕，而血菀於上，使人薄厥。」肝在志為怒，怒則氣上，迫使血液上逆，失其斡旋之機，一時阻滯隔絕，令人昏厥。其與勞倦有關者，如《素問・生氣通天論》又曰：「陽氣者，煩勞則張，精絕，闢積於夏，使人煎厥。」煩勞，指頻繁的思慮與操勞。陽性主動，煩勞則過動其陽，使陽氣鳴張而虛火上炎，當夏季炎熱之時，陽氣更盛，內外皆熱，火益熾而精益虧，孤陽厥逆，最易突發昏厥。由於病出於陽盛煎熬陰精所致，故名煎厥。其因飲食勞欲者，如《素問・厥論》指出寒厥的產生乃因「此人者質壯，以秋冬奪於所用，下氣上爭不能復，精氣溢下，邪氣因從之而上也，氣因於中，陽氣衰，不能滲營其經絡，陽氣日損，陰氣獨在，故手足為之寒也」。是說患者自恃體質壯實，不知保養，當秋冬陽氣潛藏之時，縱其情欲，損傷下焦腎陽，陽氣衰於下，則上爭脾胃之氣以自救，由於化生不及，一時難以恢復，腎氣攝納無權，於是遺精滑泄。陽虛

則陰盛，陰盛則寒邪乘之，故手足逆冷。至於熱厥的產生，乃因「數醉若飽以入房」，意思是說患者經常醉酒，或飽食入房，使酒氣與穀氣塞滯積聚於脾胃之中，久而化熱，更傷腎中陰精，陰虛則陽盛，陽盛則手足為之熱。

醫案精選

◎案

張某，女，40歲，請病假職工。於1978年12月6日初診。主訴：心悸氣短，精神倦怠，神情淡漠，四肢厥冷，自汗淋漓1小時。既往素體虧虛，15日前又行人工流產術。現病史：該患者近2日來因勞累過度，自覺心悸氣短，胸中憋悶不適，精神倦怠，四肢厥逆，畏寒喜暖，頭昏嗜臥，閉目不能言語近1小時。症見：語聲低微，面色蒼白，後口爪甲青紫，舌質紫暗，苔白水滑，呼吸微弱，六脈沉細而結代，HR 40次／min，BP 80/60mmHg。辨證屬心腎陽虛。治以回陽救逆、溫扶心腎、收澀固脫。佐以補氣活血通心脈。方用四逆湯加減。

處方：製附子50g，炮薑20g（另包，以壓力鍋開水煮熟不麻舌為度），紅參50g，桂心12g，肉桂、炒白芍、酸棗仁、石菖蒲、五味子、丹參各15g，龍骨、煅牡蠣各25g，燈心草10g。對水煮沸30min後日夜頻服，忌生冷之品。

二診：12月17日，服上方4次後病勢大有轉機，神志轉清，精神轉佳，語言清楚，自汗淋漓已消失，心悸胸中憋悶仍時有出現。舌質淡紅，苔潤滑，脈細而有力。

第三章　臨床分科應用解析

按本案厥證患者素體虧虛，加之 15 日前又行人工流產術，衝任受傷，氣血虧虛，肝腎兩虧，命門大衰，釀成一派純陰無陽、陰霾彌布之證，論治當以四逆湯加上肉桂，大辛大熱之品，溫經散寒回陽救逆，破陰迎陽歸寓所；加人參大補元氣，桂枝強心陽通心氣，白芍斂陰而調和心營；煅龍骨、牡蠣、五味子收斂浮游之虛陽而納氣歸腎，收斂汗液，石菖蒲、燈心草開心竅而交通心腎，酸棗仁安神定志，炙甘草補益中氣；丹參活血行瘀而通心脈。諸藥合用使陽氣復，陰邪散，心腎交泰，氣血調和而療效滿意。

六、脫證

脫證是由於多種病因侵擾人體，導致氣血受損，臟真敗傷，陰陽氣血不相維繫所致的一組臨床症候群，常有突然汗出淋漓，面色蒼白，煩躁不安，胸悶氣喘，目合口開，神情淡漠，六脈垂危，二便自遺，甚則神昏。具有西醫學休克的特徵，屬於西醫學休克的範疇。如《臨證指南醫案‧脫》中所言：「脫之名，唯陽氣驟起，陰陽相離，汗出如油，六脈垂危，一時急迫之症，方名為脫。」

張仲景在《傷寒論》中雖未專論脫證，但卻從厥證的辨治中豐富和發展了脫證的臨床辨證論治。仲景從傷寒、大汗、吐利、誤治，以及膈上有寒飲等方面，闡述了寒邪傷陽，誤治傷陰，所致陰液耗竭，陽氣欲脫之證。如「傷寒脈浮，自汗出，

中篇　臨證新論

小便數,心煩,微惡寒,腳攣急,反與桂枝,欲攻其表,此誤也,得之便厥……若重發汗,復加燒針者,四逆湯主之」(29條),「大汗出,熱不去,內拘急,四肢疼,又下利厥逆而惡寒者,四逆湯主之」(353條)「大汗,若大下利,而厥冷者,四逆湯主之」(354條),指出了傷寒、誤汗、伴有下利等致病因素導致陰竭陽氣欲脫的臨床表現。又如「嘔而脈弱,小便復利,身有微熱,見厥者難治,四逆湯主之」(377條),「吐利汗出,發熱惡寒,四肢拘急,手足厥冷者,四逆湯主之」(388條),「既吐且利,小便復利,而大汗出,下利清穀,內寒外熱,脈微欲絕者,四逆湯主之」(389條)指出了亡津失液,脈微欲絕,大汗亡陽,腎絕不固的危重徵象。仲景不僅對亡津失液,陽氣欲竭證予以回陽救逆,對於寒邪傷陽,脾腎陽衰之證刻刻不忘溫陽,如「脈浮而遲,表熱裏寒,下利清穀者,四逆湯主之」(225),「少陰病,脈沉者,急溫之,宜四逆湯」(323),「少陰病……若膈上有寒飲,乾嘔者,不可吐也,當溫之,宜四逆湯」(324條)。在此基礎上,並且告誡醫者,「下利腹脹滿,身體疼痛者,先溫其裏……溫裏宜四逆湯」(372條),「自利不渴者,屬太陰,以其臟有寒故也,當溫之,宜服四逆輩」(277條)表現了病則急救,未病先防的治療原則。

《傷寒論》中,以不同程度的傷寒亡陽少陰病症,透過對四逆輩方藥的加減應用,對素體陽虛復感外邪,邪氣直中少陰,陽氣極虛,真陽欲竭,陰盛格陽,虛陽外浮;或因他經之邪誤

治、失治,損傷心腎陽氣,轉而入裏致腎陽虛衰,殘陽欲脫之象,進行了溫陽救逆、回陽固脫、通陽破陰、宣通上下內外等治法,使陽潛衛固,上通下達,氣血運行,升降有序,出入條暢,已達陰平陽密之目的。闡述了許多行之有效的方劑,如四逆湯、通脈四逆湯、白通湯等,開創了治療脫證的先河。

醫案精選

◎案

王某,女,58 歲。於 1988 年 7 月 2 日早上 7 時 30 分入院。家屬代述:1985 年因心悸胸悶在某醫院確診為冠心病、高血壓,平素有慢性咳嗽病史。本次發病在 7 天前,自覺心前區悶痛,氣短,胃中煩熱欲冷飲,伴尿少,自服救心丸,靜脈注射毒毛花苷 K 注射液、Furosemide 等無緩解,近 2 日心悸、胸悶、喘咳上氣加重,以肺心病、心力衰竭Ⅲ度、心房顫動收入院治療。症見:神志時明時暗,精神萎靡,倦怠懶言,顏面、口唇紫暗,目暗睛迷,閉目不欲見人,兩踝部輕度水腫按之有凹痕,喘促氣息,語言低微,周身肌膚溼潤有汗,肢冷不溫,脈細弱。現代醫學檢查:頸靜脈怒張,胸略呈桶狀,肝下緣在右肋下 2cm 處,質中等硬,觸痛。T 36.5℃,HR 60 次 / min,R 30 次 / min,血壓測不出。血液常規:Hb 170g/L,RBC 5.9×1012/L,WBC 8.8×109/L,S 54%,L 46%。X 光片示:胸呈桶狀,肋間變窄,心臟向兩側擴大,兩側肋膈角變鈍,沿胸壁呈帶狀外高內低形,兩側橫膈顯示不清,兩肺上野透過增加,X 光診斷

中篇　臨證新論

為氣管炎，肺氣腫伴兩側胸腔少量積液。EKG 檢查：竇性心律，電軸正常，陣發性室上性心搏過速，重度順時針轉位，QRS 低電壓，不正常心電圖。中醫診斷為厥證、脫證。西醫診斷為休克、老年性肺氣腫併感染、肺心病、冠心病、心力衰竭III度。當即給予吸氧、強心、升壓、抗感染治療，90min 後，患者呼吸困難加重，端坐呼吸，張口抬肩，喘劇，呼多吸少，胸中煩，躁擾不寧，渴欲冷飲而不欲咽。額汗如珠，肢冷不溫，兩顴色赤，尿少水腫，面色唇色紫暗，苔薄灰略膩，脈疾數。HR 168 次／min，血壓仍測不出。證屬陰寒內盛格陽於外，陽氣欲亡，津氣大泄，元氣欲脫，陰陽欲將離絕，為中醫厥脫之危候，勢甚危篤。

處方：紅參 20g（另包），麥冬 30g，五味子 15g，製附子 25g，乾薑 15g，炙甘草 15g，丹參 20g。

囑人參以文火另燉濃煎取汁，製附子先煎 40min，後下餘藥。先武火後文火，濃煎取汁約 150ml 左右，連煎 2 次，共獲得藥汁 300ml 左右，對入人參汁後服。為防病重拒藥，採用把藥置冷後，少量頻服。患者服藥後，未發生嘔吐而覺胸中寬暢，煩悶減輕，脈見有力。至下午 1 時 45 分，患者血壓升至 120/70mmHg，HR 146 次／min。停用多巴胺、間羥胺，囑其繼續頻服中藥，至 2 時，患者呼吸困難緩解，額汗減少，端坐位轉為半臥位，脈搏有力，HR 146 次／min，血壓同前。前方再服 1 劑，至下午 4 時，患者躁擾停而轉安靜，肢冷轉溫，

脈跳有力至晚 8 時，升壓藥已停用 6 小時左右，血壓仍穩定在 120/70mmHg 左右。雙下肢水腫減輕，已能平臥。至此，厥愈，足溫，汗止，喘平，脈滑數有力。為陰寒已退，陽氣已復，患者已脫離險境。繼續用中藥原方加減，調治 1 週，病癒出院。

　　按中醫本無休克之病名。醫者在臨床中，辨證準確，抓住其主要臨床症狀，辨其病理機制為陰寒內疾，陽氣大衰，氣脫血瘀之關鍵，以大辛大熱之附子、乾薑回陽救逆，散寒；人參、附子回陽固脫，補欲脫之元氣；人參、麥冬、五味子益氣復脈，五味子並能收斂耗散之氣陰；炙甘草溫建中焦之氣；復以丹參活血祛瘀而不傷正。據現代藥理研究證明：生脈注射液有強心升壓作用；四逆注射液經動物實驗證明有強心升壓改善微循環作用；丹參能使血流加快，增加紅血球的帶氧能力，而有保護缺氧心肌的作用。在搶救本案休克患者中，以兩方合用加味，煎湯頻服，患者血壓較快地回升，並保持穩定。雖在治療過程中較早地撤去了升壓藥，但血壓始終穩定。較單純用西藥抗休克療效迅速而明顯。尤其是對應用血管活性藥後，療效不佳或有反應者尤宜。

第三節　呼吸系統疾病

一、咳喘

咳亦稱咳嗽，是指肺失宣降，肺氣上逆，以咳逆有聲、咯吐痰涎而言，是肺系疾病的症狀之一。外感六淫邪氣，臟腑內傷致功能失調，或其他臟腑病變累及於肺，皆可引起咳嗽。漢代以前，咳與咳嗽意義相同。金代劉完素《素問病機氣宜保命集》云：「咳謂無痰而有聲，肺氣傷而不清也。嗽是無聲而有痰，脾溼動而為痰也。咳嗽謂有痰而有聲，蓋因傷於肺氣，動於脾溼，咳而為嗽也。」民間亦有將無痰的咳嗽稱為「乾咳」或「嗆咳」，有痰有聲者稱之為「咳嗽」。

喘即氣喘，是以呼吸急促，或喘鳴有聲，甚者張口抬肩，鼻翼煽動，難以平臥為特徵的一種常見病症。《黃帝內經》論喘，有「喘鳴」、「喘喝」之稱，《金匱要略》有「上氣」之名，記載有「咳而上氣，喉中水雞聲」表示喘之甚者或有痰阻者，患者喉中有哮鳴聲。後世醫家將喘哮鑑別，《醫學正傳》云：「哮以聲響名，喘以氣息言。」表示喘不同於哮。喘是指呼吸困難而言，氣息迫促，升多降少，呼多吸少。哮是指喉間聲響而言，開口閉口喉中皆有痰鳴聲。哮病反覆遷延，又可發展成為持續性痰喘，故哮必兼喘，而喘則不一定兼有哮，將哮列入喘病範圍，常哮喘並稱。

第三章 臨床分科應用解析

一般喘多伴有咳嗽而咳不一定兼喘,但咳嗽反覆發作,咳久病深則由咳致喘。咳喘之間有著密切的內在連繫,症狀往往相兼並見,不能截然分開,僅有主次的不同。

祛痰是治療咳喘的重要治則,是指祛除痰邪的方法,分化痰、消痰、滌痰三類。根據痰邪產生原因採用不同治法,或溫化,或蕩滌,或消除病因來治療,又稱化痰,屬於八法中之消法。仲景論述咳喘,實者多為風寒溼邪外襲,或痰濁飲邪內阻,肺衛宣降失司;虛者多為肺固護無力,治節無權,總以實證或虛實夾雜者居多。在所探討之方證中,除以恢復肺之宣發肅降之職外,關於溫化寒痰及祛邪為務之論述,可觀察到痰飲是咳喘發生主因。當痰貯於肺,不但肺氣的宣通肅降不利,發生咳嗽、氣喘、胸悶等症,且影響氣道的通暢,成為病原體繁殖的場所,為病變產生之根。因此,氣道中的痰濁未得盡除,再遇到六淫之邪的促發,極易導致肺系咳喘的復發。如慢性支氣管炎、支氣管哮喘難以根治,都與痰伏氣道這一隱患未能盡除有關。痰濁久伏於肺,痰濁瀦留,日久導致肺虛,肺氣虛極,可以發展至傷及心、腎,影響「腎主水」、「腎主納氣」和「心主血」、「心主神志」的功能,出現胸部脹悶、咳喘痰多、心悸、浮腫等症,進一步轉化為「肺脹」,相當於現代醫學阻塞性肺氣腫、肺源性心臟病等。所以,痰濁阻肺是咳喘發生發展的重要因素,是咳喘進一步轉化、加重的條件,祛痰是治療咳喘的一個重要環節。

中篇　臨證新論

醫案精選
◎案

黃某，男，65歲，退休工人。1959年12月28日初診。主訴：咳喘2年餘，加重7天。久病咳喘，近日來因天氣驟變，復感寒邪以致咳喘加劇，畏寒喜暖，精神倦怠疲憊，面色蒼白，張口抬肩，呼多吸少，四肢厥逆，全身溼冷，自汗淋漓，口渴思熱飲，尿少，痰鳴，口唇青紫，呼之能點頭示意，舌質淡邊青紫，苔白膩水滑，脈弦滑而結代、重按無力。該病為咳喘，證屬腎不納氣、肺虛痰伏。治以回陽救逆、益氣固脫，佐以解表平喘豁痰。

處方：製附子50g，炮薑20g（另包，開水先煨4小時），紅參50g，麻黃、細辛、橘紅、炙桑白皮、五味子各15g，肉桂、桂枝、胡桃仁各20g，丹參、煅龍骨、煅牡蠣各30g，地龍、炙甘草、麥冬各15g。水煎頻服。

二診：12月29日，服上方4次後病勢大有好轉，取半臥位，神志清醒，語言清楚，心悸，喘促已大減，自汗淋漓已止，四肢轉溫，脈弦滑重按有力。可進稀粥。此乃陽氣得復，陰邪消散，外邪得解也，鞏固療效繼進上方1劑。

三診：時有咳喘，心悸不適，舌質淡，苔薄白，脈滑有力。治以宣肺散寒化痰，養心安神。

處方：製附子50g，炮薑20g（另包，開水先煨4小時），

麻黃12g，陳皮、法半夏、桔梗、杏仁、五味子、麥冬、炙桑白皮、酸棗仁、柏子仁、炒厚朴各15g，細辛、燈心草各10g。

5劑而病情穩定，至今仍健在。

按本案咳喘，係由於年老體衰，久病傷腎，根本不固，腎虛不能納氣，氣返上逆而喘，腎傷及肺，肺氣既虛，易招外邪而咳喘。肺腎既病咳喘頻作。肺、心、腎皆虛是本，痰飲內伏是標。故用四逆湯加肉桂，大辛大熱之品溫扶腎中之元陽。使其真陽得復，陰寒之邪自散。加人參、麥冬氣陰雙補，加桂枝、細辛、麻黃一以調心營溫心脈，二以解表散寒。細辛通行十二經絡，散少陽之寒邪，加桑白皮、橘紅宣肺止咳平喘逆；加五味子收斂耗散之肺腎之氣而納氣歸於腎，加胡桃仁以溫固腎氣；加煅龍骨、煅牡蠣一則使浮游之陽氣歸之於腎，二則收淋漓之汗液以固心陰；與人參配，為補斂結合，補元陰而氣陰不隨汗泄；加丹蔘、地龍活血行痰通心、腦之脈絡。配方嚴謹，故療效滿意。

二、慢性支氣管炎

慢性支氣管炎以反覆發作性咳喘憋氣為特徵。咯痰為本病的重要症候，也是病情加重或減輕的一個重要象徵，對痰的辨證和治療在本病治療中占有重要地位。痰是人體陰陽失調、水液代謝失常而形成的病理產物，又是「從外知內」、「見標識本」，據以辨證的主要客觀依據。從辨痰本身來講，清痰含有泡沫為

寒痰，稠濁或黃稠為熱痰，多而易出為溼痰，少而不易咯出為燥痰。同時還要結合舌象、脈象和其他臨床資料綜合辨證，更重要的是要辨明產生痰的原因。痰的產生主要與肺、脾、腎三臟功能失調有關，而本病的產生與發展，由肺而脾至腎，逐次加重，故根據臨床具體情況，恢復肺、脾、腎三臟功能為治本之舉。寒痰因於陽虛，當溫化，即「病痰飲者，當以溫藥和之」。肺脾陽虛者宜苓甘五味薑辛夏仁湯，肺腎陽虛者宜真武湯加減，脾腎陽虛者宜四逆湯加減；熱痰多見於急性發作期，常選用自擬的清肺化痰湯加減（炒杏仁、浙貝母、瓜蔞、陳皮、半夏、茯苓、黃芩、魚腥草、蘆根等）；溼痰當健脾燥溼化痰，宜二陳湯加減；燥痰當潤之，以清燥救肺湯加減。

醫案精選

◎案

　　許某，男，72 歲，慢性支氣管炎病史 40 餘年。此次急性發作後於某醫院住院治療。症見：胸悶憋氣，不能平臥，稍動即喘憋、發紺、大汗出，咳嗽無力，痰白質稀有泡沫，伴全身水腫，腹脹大有腹水，已五六天不能進食，小便量少，大便稀少次頻，有時失禁，舌質淡紫有齒痕，脈沉細欲絕。證屬真陽虧虛，水飲上泛外溢。治以回陽蠲飲救逆，大劑四逆湯加減。

　　處方：附子 30～60g（先煎），乾薑、半夏、桂枝各 12g，甘草 6g，細辛 3g，澤瀉 30g，五味子 9g。

　　10 餘劑後，症狀漸緩解。

按脾腎陽虛型多見於本病終末期合併心力衰竭的患者。症見咳嗽氣喘，動則加劇，不能平臥，痰白質稀帶有泡沫，伴畏寒怯冷，全身水腫，納呆，腹脹、腹水，小便量少，大便稀薄，舌質淡或淡暗有瘀點瘀斑，苔白，脈沉微，或數極無度，或結代。治以回陽蠲飲救逆。方中用大劑附子回陽救逆；乾薑、甘草顧護脾陽；細辛、半夏、桂枝溫化寒飲；桂枝、澤瀉通陽利水；五味子斂正氣且防諸辛燥藥傷陰之弊。烏頭類藥物附子雖與半夏為相反藥，但在臨床應用中，兩藥相反相成，對陽虛之痰飲逆上療效頗佳，未見任何不良反應出現。

第四節　消化及肝膽系統疾病

一、脅痛

脅，指脅肋部，即胸壁兩側腋部以下腰部以上的部位。脅痛是指一側或兩側脅肋疼痛的症狀，也指以脅肋疼痛（脹痛、刺痛、隱痛）為主要臨床表現的病症。《黃帝內經》中多次出現了「脅痛」、「脅下痛」、「胸脅痛」、「心脅痛」等相近的稱謂。漢唐醫家沿用了《黃帝內經》的術語，如張仲景《傷寒論》稱「脅痛」、「脅下痛」、「脅下及心痛」；《金匱要略》中稱「脅下偏痛」；西晉皇甫謐《針灸甲乙經》「胸脅滿痛」節，首次將脅痛症狀列為專論；東晉葛洪《肘後備急方》設「腰脅痛」專節；隋代巢元

方《諸病源候論》「腰背病」一節中有「脅痛候」,「心腹痛病」一節中有「胸脅痛候」;唐代孫思邈《備急千金要方》、《千金翼方》中稱「脅痛」、「胸脅痛」、「脅滿痛」等;王燾《外臺祕要》「胸脅痛」、「脅肋痛」仿《諸病源候論》將脅痛症狀列為專論。《諸病源候論》把脅痛歸於身體前後不同部位的病症,顯然只是將其作為症狀。《外臺祕要》雖然將「胸脅痛」、「脅肋痛」同歸於心腹門下,較《諸病源候論》有了一定的進步,但「脅肋痛」節有方無論,可見脅痛仍被作為症狀。漢唐醫家還常把脅痛與胸痛並論,「脅痛」均指脅肋疼痛的症狀。

醫案精選

◎案

張某,女,31 歲。1983 年 7 月 26 日初診。主訴:反覆右上腹疼痛,呈陣發性加劇,嘔吐胃內容物 2 天。該患者因 2 天前田間勞動,飲食不慎而過食酸冷,誘發右上腹疼痛,呈陣發性絞痛,勢如竄頂狀,痛時難以忍受。並反射至腰背脹痛,伴嘔吐胃內容物,時而為全黃膽汁,厭油膩之品,小便赤澀,大便溏泄黏滯,舌質淡,苔白膩而水滑,脈沉緊。西醫以急性膽囊炎伴膽絞痛收入院。檢查:痛苦面容,面色萎黃,雙眼鞏膜輕度黃染,精神疲憊,神志清楚,自汗淋漓溼沾衣褲,為急性病容貌。HR 90 次/min,律齊,心肺(一),腹平坦,右上腹胃脘部及右側脅緣下捫之疼痛拒按,腰背部叩擊痛。西醫給予對症、抗菌消炎治療。其療效不佳,請中醫會診:除上述症狀

外，脘腹滿悶，嘔逆，噁心嘔吐，口渴思飲熱水，喜熱燙貼，畏寒就暖，舌質淡邊紫暗，苔白膩而水滑，六脈沉緊。此乃脅痛之危急重症，因寒溼內盛有厥脫之危。治以溫經散寒、理氣化溼。

處方：製附子50g，炮薑20g（另包，開水先煨4小時），柴胡、陳皮、香附、吳茱萸、烏藥、梔子、大腹皮、炒枳殼、藿香、炒厚朴各15g，茵陳、甘草各10g。每日1劑，晝夜頻服。

二診：7月28日，服上方1次後自覺上腹部溫暖舒適，並腸鳴音陣陣，伴腹中轉矢氣，疼痛逐漸減輕，繼進4次，即有更衣之意，如廁排泄溏稀黃綠色大便，且量多。再進4劑症狀明顯消失，療效滿意出院。

按本案患者為中焦陽氣虛弱，肝膽疏泄失調，脾胃運化失權，飲食不慎復感寒邪致寒凝氣滯。寒溼互結，阻滯肝膽之脈絡。故選用吳茱萸四逆湯，溫中散寒，回陽救逆以溫升條達肝膽之氣。加柴胡、陳皮、香附、烏藥舒達氣機，解鬱滯；加茵陳、梔子以退黃疸；加藿香、大腹皮化溼；加炒枳殼、炒厚朴調和脾胃之氣機；通腑理氣，而中陽得溫，寒溼得散，肝膽升降條達，脾腎調和，腑氣通則脅痛瘥癒。

二、胃脘痛

古代醫家對胃脘痛病機的認識，基本歸結為脾胃虛弱、氣機升降失調。近現代中醫學者對胃脘痛的病機進行了多方面的研究，多數學者認為中焦脾胃為氣機樞紐，脾升胃降是中焦氣

機運動的基本形式,「脾宜升則健,胃宜降則和」,脾胃虛弱,升降因之失調,清氣不升,濁陰不降,則氣機為之壅滯,阻於中焦胃腑,以致經絡不通則痛。而脾胃虛弱,則易感外邪,加之飲食、情志、勞逸失度傷胃,氣血運行更加受阻,則成氣滯、痰溼、瘀血等病理產物,則更加重經絡不通,不通則胃脘痛作。脾胃虧虛則氣血化源不足,久則胃腑失養,不榮則痛。袁鶴濟指出胃脘痛之根本在胃失和降,雖痛在胃,但諸臟之有餘不足皆可影響胃,而肝脾尤甚,胃脘痛初發病位主要在胃,間可旁及肝,久病則在脾,或脾胃同病,或肝脾同病,由此可見,胃脘痛其病位在胃,與肝脾密切相關。

現代醫家繼承了古代醫家對胃脘痛的認識,在病機上遵循「氣機失調、脾胃虧虛」的原則,辨證論治上更注重寒熱、虛實、氣血之分,對胃脘痛各型的辨證各有側重,辨證上更注重從肝論治及痰飲、瘀血等病理產物的交織作用,隨著社會壓力增大及習慣的改變,胃脘痛發病更趨於寒熱錯雜、虛實相兼,醫家在辨證上更加注重肝氣、痰瘀對脾胃的影響,治療上沿襲古代醫家經典用藥,如柴胡疏肝散、半夏瀉心湯、旋覆代赭湯等,亦加入個人經驗用藥,如綠萼梅、刺蝟皮等地區藥材的使用。

醫案精選
◎案

周某,男,61歲。胃脘痛20餘年,時吐酸,呃逆。起初幾年,服藥後可緩解;後10餘年漸重,飢則時痛。1970年4月,

病情進行性加劇，持續疼痛，納呆，體虛，便黑。急送某醫院治療，診為「胃潰瘍」、「胃癌待查」。建議手術，但考慮血紅素僅 4.5g，年老體衰，商定改由中醫保守治療。症見：按腹彎腰，呻吟不已；嘔吐酸水，時時呃逆，食不下，惡寒肢冷；舌淡、苔白膩濁。證屬太陰虛寒邪盛。治以溫中散寒，消瘀止痛。方用四逆湯加味。

處方①：炙甘草 30g，炮薑 30g，製附子 30g（久煎），肉桂 10g，公丁香 6g。每日 1 劑，水煎服。

處方②：回生丹，每日服 2 次，每次 3 粒，痛止停服。

二診：1 週後來診，疼痛大減，便血止，泛酸、呃逆明顯減輕。以甘草乾薑湯加味緩服。

處方：炙甘草 30g，炮薑 30g，肉桂 10g，砂仁 10g，白荳蔻 10g，茯苓 20g，白朮 20g。每日 1 劑，水煎服。服藥調養月餘，疼痛消失，飲食正常。

1979 年 7 月 20 日追訪：數年來，曾輕度復發一次，服甘草乾薑湯加味後癒，未再復發。七旬尚可做一些輕活。

按《素問·金匱真言論》云：「人身之陰陽，則背為陽，腹為陰。」腹部之病，按其部位，分屬太陰、少陰、厥陰。太陰為三陰之裏，其脈從足入腹，屬脾絡胃。脾為淫土，陰中之至陰，凡傷於寒溼，則脾先受之。且與陽明胃相表裏，脾虛胃亦虛，即所謂胃家不實，便是太陰病。此證顯係屬太陰虛寒邪

盛。始終抓住太陰主證；而太陰溫裏宜四逆輩，故首投四逆湯加味，兼以行氣通絡，散滯化瘀為治，而病獲癒。

三、腹瀉

(一) 小兒腹瀉

幼兒多為稚陰稚陽之體，藩籬不密，極易外感六淫之邪，且陽氣未充，外邪侵及，又易寒化致洞瀉不止。臨床實踐顯示，實則陽明者其來也速，其時也短；加之現代生活習慣之變化，冷氣冷飲之影響，醫學知識之普及，多數患兒初期腹瀉未予重視，或服抗生素未效，待下利加重方就診，此時虛則太陰、少陰者多，且虛多實少，十瀉九寒。現代醫學亦認為嬰幼兒時期胃腸道發育不成熟，胃酸及消化酶分泌減少，且酶的活性低下，若值氣候變化，寒冷刺激，餵養不當，或過服抗生素等均可致胃腸功能紊亂，而出現腹瀉，下利清水或乳食不化，或隨矢氣利出，纏綿難癒，但整體病機以寒、虛、脫為主。

《傷寒論》第323條云：「少陰病，脈沉者，急溫之，宜四逆湯。」尤在涇云：「此不詳何證，而但憑脈以論治，曰『少陰病，脈沉者，急溫之，宜四逆湯』。然苟無厥逆、惡寒、下利、不渴等證，未可急予溫法。愚謂學者當從全書會通，不可拘於一文一字之間者。」可謂一語中的。下利是運用四逆湯的主症之一。許宏亦云「今此四逆湯，乃治病在於裏之陰者用也。且下利清穀……大吐、大下，元氣內脫，若此諸症，但是脈息沉遲

微澀,虛脫不飲水者,皆屬於陰也。必以附子為君,以溫經濟陽。以乾薑為臣,輔佐之。甘草為佐為使,以調和二藥而散其寒也。」許宏亦首肯下利清穀為四逆湯主證之一。

醫案精選

◎案

劉某,男,2月齡。1989年3月初診。患兒剛滿月即發生腹瀉,每日四五次,經西醫治療服抗生素、角蒙脫石等未效,且呈加重趨勢,日瀉清水、奶瓣等物10餘次,甚則滑脫流溢不禁,轉請中醫診治。視之面色黃白不華,口唇色淡,舌質淡,舌苔薄白,手足不溫,指紋色青達氣關,肛門微紅,押之不熱,診為少陰下利,宜溫陽止利,遂予四逆湯加味。

處方:製附子1g,乾薑3g,炙甘草2g,伏龍肝20g,粳米3g。水煎米熟湯成,濃縮至20ml,每日分3次服完,2劑後利止。

◎案

王某,女,7月齡。2005年7月初診。時值炎夏,天暑下迫,地溼上蒸,家長啖飲冰冷之時,順勢與小兒餵飲,加之冷氣晝夜不息,遂致腹瀉,每日六七次,服西藥消炎止瀉類藥不效,且日益加重,轉而求診中醫。其母訴10餘日來,每日瀉10餘次,皆清水乳食之類,嗅之無味,刻下肛門淡紅,押之少腹不溫,手足亦然,且熟睡時兩目露白睛,肌肉四肢輕微動,蓋形寒飲冷,戕伐稚陽之體,先中寒腹瀉,繼則太陰失燠,少陰

陽衰，且有慢脾之虞，急煎四逆湯。

處方：製附子 2g，乾薑 4g，炙甘草 3g，伏龍肝 30g。

服 2 劑後腹瀉減半，又予原方加粳米 3g，炒山藥 10g，服 3 劑後諸症平復，又以四君子湯出入變理 10 餘日而癒。

按小兒本屬稚陰稚陽之體，易寒易熱，且脾常不足，極易感邪而致腹瀉，自利清水，實則陽明其時短，虛則太陰其日久，腹瀉不癒常遊走於太陰、少陰之間。中寒本為寒病，總由陽微陰盛而來，稚陽之體不耐寒襲，外寒又易直中少陰腎經，使脾腎俱寒，腹瀉清水，乳食不化。且中寒與邪傳少陰不但有相似處，在一定程度上還具相關性，二者連繫緊密。形寒飲冷，寒從外入則為中寒，戕伐中陽，由脾及腎則易入少陰。而傷寒少陰證，腎中真陽既微則寒從內生，腎陽為生氣之源，腎中陽氣充沛則六淫之邪難犯。腎陽稚嫩或少陰陽虛則易致中寒，而表現為在外、在上、在中之陽氣衰微不振，並漸由膚冷不溫（衛出下焦，衛陽失煦），乳食不化（衛出中焦，脾陽不健），四肢發冷（四末者，諸陽之本）之陽微輕證而致嘔吐痞脹（脾陽不振），下利無度（腎陽已傷）等陽衰重症，因此治療中寒證應及早施治，視脈微惡寒，下利清穀，日十餘行，嘔惡腹冷，乳食不化，食慾不佳者，必以回陽溫中為首務。《黃帝內經》云：「伏其所主，先其所因。」在少陰將傳未傳之際，用四逆湯單刀直入，回陽救急，此亦截斷扭轉之法，臨證常能獲捷效。方中製附子樹幟擎旗，直溫脾腎之陽，陳修園謂「附子味

辛性溫，火性迅速無不到，故為回陽救逆第一要藥」。腎陽復則一身之陽足，且得乾薑相助相輔相成，一走一守，乾薑助製附子以壯將餒之腎陽，製附子助乾薑健已傷之脾陽，輔以炙甘草一以緩薑附之烈，二以甘緩之能續薑附之力，三以輔乾薑溫健脾陽，四以陽中求陰，彰顯護陰之旨，合而脾陽得健，腎陽得復，下利能止。

　　用四逆湯治療嬰幼兒腹瀉要掌握辨證要點，對於嬰幼兒腹瀉久治未癒，持續時間長，下利清水或乳食不化，色白無臭，肛門雖紅但不熱，臨床熱象不明顯者為重要指徵。若單純腹瀉清水，下利無度，原方四逆湯即可獲效；若腹中腸鳴，伴嘔惡，可加粳米、半夏、大棗，仿附子粳米湯之意。若嘔吐清水，滑脫不禁可加入伏龍肝；下利日久，真氣耗散，可酌加紅參以固脫之。若服藥有困難亦可以原方諸藥為極細末，加少許蕎麵，用白酒、食醋各半調為糊狀，外敷雙足湧泉穴亦效。

(二) 經行腹瀉
◎案

　　李某，女，20歲，未婚。1994年6月4日初診。每於月經來潮時，腹痛、腹瀉1年，曾服中西藥物，收效不佳。婦科檢查，子宮及附件未見明顯異常。平素畏寒，畏風，手足心常汗出發涼，月經延期而色淡，舌淡、苔薄白，脈沉細。辨證為肝腎陽虛。方用四逆湯加減。

处方：製附子 9g（先煎），生薑 10g，甘草 5g，當歸 12g，大棗 5 枚。隔日 1 劑，連服 3 劑。

二診：附子減半，餘藥不變，再服 5 劑。

三診：經水至，行經 4 日，血量增多，色紅、質稠，痛減無瀉。囑經後服金匱腎氣丸鞏固療效。

四、傾倒症候群

傾倒症候群，又名餐後症候群，是胃切除術後一種併發症。臨床表現為患者進食半小時內出現上腹飽脹、發熱感、噁心嘔吐、頭昏眩暈、心慌、大量汗出、面色蒼白、神疲乏力、脈搏加快、血壓降低等症，甚者還伴腸鳴、腹痛、腹瀉等。此病發病率為 10%～30%，女性多見。發病原因目前尚未完全明瞭，對此病亦無特效療法。若症狀嚴重，長期不癒者，需再次進行手術，將會對患者帶來更大的痛苦，患者也不易接受。嚴氏根據辨證論治原則，運用四逆湯加味治療傾倒症候群 18 例，獲得較好療效，現報導如下。

臨床資料本組 18 例，均係門診患者，男性 4 例，女性 14 例；年齡最小者 28 歲，最大者 58 歲，平均 43 歲；病程最短 2 個月，最長 2.5 年。其中胃潰瘍手術 10 例，十二指腸球部潰瘍手術 8 例。治療方法：全部病例均採用四逆湯加味。

處方：製附子 10g（先煎），淡乾薑 8g，炙甘草 10g，黨參 15g，白朮 12g，黃耆 30g，丹蔘 30g，白芍 20g。

若病情較重，神疲氣短，脈細無力者，重用黨參 30g；腹脹納呆者加雞內金 10g、焦山楂 15g；失眠頭昏者，加茯神 10g、酸棗仁 10g。每日 1 劑，每劑濃煎 200ml，分 2 次服，1 個月為 1 個療程。服藥期間宜少食多餐，減少碳水化合物，增加蛋白及脂肪類食物，進食後躺臥半小時，空腹和餐間多飲水。治療結果：經 2 個療程治療，臨床治癒：症狀消失，無併發症，8 例；好轉：症狀減輕，但仍可誘發，8 例；無效：症情無改善，2 例。

按傾倒症候群是一種病因尚未明瞭、複雜難癒之疾病。中醫認為本病由中焦戕損、臟腑功能失調所致。患者中陽素虛，胃切除後中陽更虛，甚則累及腎陽受損，腎水氾濫，上凌中土，使脾運無力，清陽不作，濁氣不降，不能腐熟水穀，泌其津液，而致氣血不足，臟腑失濡，從而出現一系列心血管和胃腸道症狀。治療應以溫運中陽、健運脾土為其大法，與《傷寒論》四逆湯方較為合拍。該方由附子、乾薑、甘草組成，具有回陽救逆、溫中散寒之功。運用此方目的亦即取其回陽之意，救其逆亂之質，使脾陽恢復正常轉輸功能。基本方中配丹蔘養血活血，白芍酸斂收澀，斂陰止汗，減少胃腸蠕動，減慢胃中水穀下降速度，加黨參、白朮、黃耆增強益氣升陽之力，從而獲得滿意療效。

第五節　婦科疾病

一、痛經

痛經又稱經行腹痛，是指婦女正值經期或經行前後，出現週期性小腹疼痛，或痛引腰骶，甚至劇痛暈厥者。關於痛經的記載最早見於《金匱要略‧婦人雜病脈證并治》：「帶下，經水不利，少腹滿痛，經一月再見者。」《諸病源候論》首立「月水來腹痛候」，認為「婦人月水來腹痛者，由勞傷血氣，以致體虛，受風冷之氣，客於胞絡，損衝任之脈」。痛經以「不通則痛」與「不榮則痛」為主要病機，其所以隨月經週期而發作，是與經期衝任氣血變化有關。非行經期間，衝任氣血平和，致病因素未能引起衝任、胞宮氣血阻滯或失養，故不發生疼痛。而在經期和月經前後，由於血海由滿盈而溢瀉，氣血由盛實而驟虛，衝任、胞宮氣血變化急驟，致病因素乘時而作，導致痛經的發生。

醫案精選

◎案

史氏等用四逆湯加味治療痛經 85 例，一般資料：本組 85 例均係醫院婦科門診患者，其中 12～18 歲 23 例，18～25 歲 26 例，25～35 歲 18 例；35～45 歲 18 例，已婚 41 例，未婚 44 例；合併子宮內膜異位症 7 例，子宮肌瘤 2 例；有盆腔手術史 2 例；病程最短 3 個月，最長 7 年。臨床表現：痛經，小腹

冷痛，痛引腰腑，伴有面色蒼白，出冷汗，四肢厥冷，噁心嘔吐，腹瀉，甚者昏厥，苔白，脈沉緊。治療方法：予四逆湯加味治療。

處方：製附子6g，乾薑9g，甘草12g，延胡索12g，五靈脂12g，烏藥10g，木香7g，小茴香15g，生蒲黃12g，白芥子7g，血竭3g（沖服）。

如兼血瘀者加莪朮9g、炒乳香10g、炒沒藥10g；小腹冷加蓽撥9g、蘆巴子10g；兼氣虛加人參12g、香附10g；腹瀉者加薏仁30g、山藥12g；青春期患者加巴戟天12g、紫河車9g；噁心嘔吐加陳皮9g、砂仁9g；育齡期兼不孕患者可加紫石英20g、蛇床子12g。每月於經前5日開始服藥，經期繼續服用，連用10日，每日1劑。經後可暫停服用。如合併子宮內膜異位症、不孕症等，經後可根據不同病情，繼續服用調經治本藥物，3個月為1個療程。治癒：疼痛消失，連續3個月經週期未見復發；好轉：疼痛減輕，或疼痛消失，但不能維持3個月以上；未癒：疼痛未見改善。治療結果：本組85例，治癒48例，占56.5％；好轉33例，占38.8％；無效4例，占4.7％。總有效率為95.3％。

◎案

楊某，女，16歲。2000年9月14日初診。痛經4年。12歲月經初潮，週期28日，行經5日，經行小腹冷痛，有小血塊，伴有冷汗，噁心，四肢不溫，唇甲青紫，大便溏薄，每至

月經來潮，難以堅持學習，必服止痛片，肌內注射 Anileridine 等方可勉強維持，末次月經為 2000 年 8 月 17 日。來診時適逢月經將至，小腹輕微脹痛，面色略顯蒼白，舌質紫暗，脈沉細。盆腔超音波未見異常。辨證為寒凝氣滯。治以溫陽散寒、行氣止痛、伸發陽氣。方用四逆湯加味。

處方：人參 12g，製附子 5g，乾薑 9g，甘草 10g，川楝子 15g，延胡索 12g，白芥子 12g，五靈脂 9g，莪朮 9g，木香 7g，小茴香 12g，血竭 3g（沖服），烏藥 12g，巴戟天 12g。水煎服，每日 1 劑。連服 7 劑，經期不停藥。

服藥後月經於 2000 年 9 月 16 日來潮，小腹微痛，行經 5 日，無其他不適。於上方加細辛 3g，於下個月經週期，經前 2 日開始服藥，共服 7 劑。2000 年 12 月經來潮，行經 5 日，量中等，未出現腹痛。囑停藥觀察，禁寒涼、生冷食物。隨訪 4 個月未見復發。

按有學者對痛經的病理機制做了大量的研究，認為痛經患者外周血與月經血中前列腺素的含量高於正常人，前列腺素作用於子宮內膜，引起子宮肌肉痙攣，導致局部供血不良，而致痛經；痛經患者的血液存在高凝狀態，血小板聚集性增高，血瘀加重。痛經嚴重者表現為疼痛劇烈、冷汗、四肢厥冷、腹瀉、嘔吐、面色蒼白、昏厥等。這些症狀與四逆湯證極為相似，且與寒凝氣滯型痛經的機制一致，故採用四逆湯為主治療，收到很好療效。四逆湯中附子溫陽逐寒，迅達內外；乾薑

溫中焦之陽，而除裏寒；炙甘草益氣溫中，共奏破陰回陽之功，可緩解子宮肌肉痙攣性收縮，降低子宮頸狹部的緊張度，使其局部缺血缺氧狀態得到改善，減輕腹痛。在此基礎上加用延胡索、五靈脂、蒲黃、小茴香、烏藥、血竭、炒乳香、炒沒藥等，用於寒凝氣滯型痛經，只要辨證準確，用之捷效。

二、崩漏

　　崩漏是指月經週期、經期、經量均嚴重紊亂，經血非時暴下不止或淋漓不盡的疾病。該病病因多端，病機複雜，既是婦科臨床常見病、多發病，又屬疑難急重病症。疑在對該病的疾病範疇認識尚不一致；難在病因多端，病機錯綜複雜，病情反覆發作，臨床治療棘手，誠如《婦人大全良方》所說：「五崩是婦人極重之患，療之最難。」徐春甫《婦科心鏡》亦有「婦人崩漏最為大病」之說；同時又可因經血暴下不止，致亡陰亡陽而成急重之證，嚴重影響患者健康。如程門雪《婦科學講義》說：「崩漏，重症也。輕者纏綿成損，重者立致殞生。」

　　現代中醫學者對崩漏進行了較為深入的研究，對其發病機制及辨證治療進行了探索。在「急則治其標，緩則治其本」原則的指導下，採用「塞流」、「澄源」、「復舊」的治療方法，形成以止血治標、調周治本的治療特色，具有療效好、不良反應小的特點，顯示出中醫治療該病的優勢。

醫案精選
◎案

邱氏在臨中的火神派的「扶陽」理論為指導原則，採用「四逆湯合溫經湯化裁」以「薑附參膠艾歸」為基礎方、扶陽固本，溫經止血，對25例崩漏患者進行了臨床療效追蹤觀察，獲得了較滿意的臨床療效，現報導如下。一般資料：本組25例均為2008年6月至2010年10月的門診患者，最小者17歲，最大者45歲，病史最長1年餘，最短1月餘，發病季節不定，體檢及婦科檢查排除全身性、器質性疾病（如血液病、生殖系統腫瘤等）。診斷標準：婦女不在行經期間陰道大量出血或持續下血，淋漓不止者，屬於西醫的功能性子宮出血（簡稱「功血」），是由於卵巢功能失調引起的子宮異常出血，臨床表現為月經週期紊亂，出血時間延長，經量增多，甚則大量出血或淋漓不止。治以扶陽固本、溫經止血。

處方：製附子15g，炮薑15g，當歸10g，黃耆30g，阿膠20g，炒艾葉15g，炒香附10g，紅參15g，炙甘草10g。

治癒：用藥3～9天內血止，鞏固治療，停藥後月經正常復潮。顯效：用藥3～9天血減未止，停藥後復作。無效：陰道流血未見改善，甚則加重。治療結果：本組25例，經3～9天治療，治癒率96%以上，有效率100%。

按本病發生的主要機制是衝任損傷，不能制約經血所致，臨床證型以腎虛、脾虛、血熱、血瘀型多見。治則「急則治其

標，緩則治其本」，掌握「塞流」、「澄源」、「復舊」三法隨症運用，用藥以清熱固經湯、固本止崩湯、左歸、右歸等，但療效不甚理想。依據火神派理論「失血諸證，陽虛者十之八九，邪火者十之一二」的理論為指導，發現崩漏患者脾腎陽虛，衝任不固，陽不攝陰所致者居多，運用扶陽理論為指導綜合辨證論治，獲得了較傳統方法更為明顯的療效。

附子純陽有毒，為補益先天命門相火第一要藥，通行十二經，溫陽固衝任；炮薑性味苦澀溫，歸肝脾經，長於溫經止血；紅參、黃耆、炒香附、炒艾葉益氣固攝，溫經止血；炙甘草益氣溫中且能緩薑附之烈；阿膠養血、止血。薑附追散失之元陽，引火歸原。崩漏日久，氣血皆虛故以紅參、黃耆、當歸、阿膠益氣養血攝血，佐以炒香附、炒艾葉解鬱調氣，溫經止血，標本兼治，扶正固本，藥專力宏，取效迅捷，為治療崩漏的上乘之法。

◎案

張某，女，45歲。鼻出血淋漓不止反覆發作已半年有餘，血色淡紅、質稀，遇冷出血次數增加。近來血中間有牛奶樣分泌物，且伴有懶言少語，倦怠乏力，遂來就診。初診：鼻出血約50ml，色淡質稀。面色白，氣短聲低，形寒肢冷，精神萎靡不振，咳嗽吐痰帶血絲。近2個月來，月經淋漓不斷，色淡紅質清稀，舌質淡、苔薄白、脈沉微細。觀其脈證相合，純屬一派陽虛之象。治以溫陽攝血，予四逆湯。

處方：製附子、炮薑各9g，炙甘草6g。2劑，每日1劑，水煎服。

二診：服上藥後，諸症均減，效不更方，守上方 2 劑。

三診：諸症已癒，唯覺口苦咽乾，舌面偶生小瘡。改投導赤散加製附子 12g，2 劑。後經隨訪，未見復發。

按四逆湯原為治少陰寒化證而設，並有治療鼻衄的記載。本病脈證合參，純屬陽虛失固，故上則鼻衄，下則月經淋漓。《黃帝內經》云：「陽密則固。」故選用四逆湯，把原方中乾薑改為炮薑，且倍用之，加強通陽止血之功。生附子大辛大熱，溫腎復陽，但有毒，今改用製附子，減其毒性；炙甘草甘緩和中，溫養陽氣，一則可以緩薑附之燥性，二則能補中益脾，協助薑附發揮溫陽固脫止血之力。諸藥相合，共奏溫陽振血之功。

◎案

吳某，女，43 歲。1978 年 6 月 12 日初診。病史：自 1971 年，因失眠與低血壓時而昏倒，當時未予重視。1975 年以後，發病頻繁；尤其是經量多、間隔短，長期大量失血，不能堅持工作。先後經數家醫院均診斷為「功能性子宮出血」併發「失血性貧血症」。曾轉其他醫院，診斷如前，經治療無效。症見：行經不定期，停後數日復至，淋漓不斷，色黯淡，夾烏黑瘀塊甚多。頭痛、浮腫、納呆、蜷臥、不寐、驚悸，氣短神疲，肢軟腹冷，惡寒身痛。面色蒼白，形容憔悴。舌質淡，苔白滑，根部微膩。脈沉而微細。證屬太陰少陰崩漏。治以溫經散寒、復陽守中。方用甘草乾薑湯。

處方：炮薑 30g，炙甘草 30g。3 劑。

按患者面色蒼白,少腹冷痛,食少納呆,舌淡苔白,皆足太陰脾虧損之證。脾主中氣,統攝血液。脾氣既虧,則血溢下流。且脾為生化之源,後天之本。脾氣虛,則不能正常消化吸收營養物質。故本案崩漏,首責太陰虛寒,不能攝血歸經。崩漏失血,與足少陰腎關係尤為密切。因少陰腎為衝任之本,專司封藏。封藏不固,則衝任失守。患者惡寒蜷臥,四肢清冷,脈沉微細,皆命門火衰,陰寒內盛之象。腎陽虛損,固攝無權,故月事不定時而下,持續不斷。陽氣不振,不能溫化血液,故下血黯淡,瘀塊甚多。腰為腎之外府,腎虛並淫寒阻滯,故腰背骨節痠痛。腎生髓,腦為髓海,腎虛則髓海不足,故頭昏目眩。同時病入少陰,損及手少陰心,故心悸怔忡,氣短神疲,睡臥不安。加以漏下失治,失血耗血過多,婦女本以血為本,長此以往,終於病臥難支。此病關鍵在於心腎陽衰,陰寒內盛,脾腎虛寒,中陽不振。法宜扶陽祛陰,引血歸經,從崩漏之根本入手,投以甘草乾薑湯施治。

二診:服藥後胃口略開,仍惡寒身痛。繼以甘草乾薑湯合麻黃附子細辛湯,溫經散寒,表裏兼治。

處方:炮薑30g,炙甘草30g,麻黃9g,製附子60g(久煎),細辛3g。

上方隨症加減,製附子加至每劑120g,炮薑120g,共服25劑。

按甘草乾薑湯,《傷寒論》原治太陽病陰陽兩虛之變證,《金

匱要略》以主肺痿之屬於虛寒者；後賢借治失血，引血歸經。乾薑辛溫，辛與甘和，則從陽化；乾薑炮黑，其味即苦，苦與甘和，則從陰化。今取其甘以化熱，守中而復陽，陽升則能統血；取其苦甘以化陰，則陰血得養。《仁齋直指方論》說：「甘草乾薑湯，治男女諸虛出血，胃寒不能引氣歸原，無以收約其血。」故本例選用此方。今合麻黃附子細辛湯，因有寒中少陰之象，而復連太陽之邪。以附子、細辛，專溫少陰之經；麻黃得附子之助陽托裏，俾外邪之深入者可出，而陽氣亦不致隨汗而越。再與甘草乾薑湯合而用之，更有相得益彰之妙。

三診：全身浮腫漸消，畏寒蜷臥、頭痛身痛均好轉。崩漏止，月事趨於正常，瘀塊顯著減少。舌質轉紅，仍偏淡，苔白滑，根膩漸退。病已明顯好轉，陽氣漸復，陽升則陰長；但仍有脾溼腎寒之象。治以扶陽和陰、補中益氣。以四逆湯合理中湯加味主之，隨症增減，共服40餘劑。

處方：製附子60g（久煎），乾薑15g，炙甘草30g，黨參30g，炒白朮24g，茯苓20g，炮薑30g，血餘炭30g，肉桂10g（沖服），鹿角膠6g（烊化）。

至1978年10月中旬，月經週期、經量、經色已正常，諸症悉癒，恢復全日工作。春節前後，因任務急迫，每日堅持工作12小時以上，自覺精力旺盛。1979年3月臨出國體檢時，均屬正常。

第三章　臨床分科應用解析

按「婦人之生，有餘於氣，不足於血，以其數脫血也」。患者長期漏下，大量失血，已虛衰難支。必須從病根入手，方能奏效。李東垣云：「凡下血證，無不由於脾胃之首先虧損，不能攝血歸原。」

張景岳云：「凡見血脫等證，必當用甘藥先補脾胃，以益發生之氣……則陽升陰長，而血自歸經矣。」結合患者舌象脈證，其長期漏下失血，首「屬太陰，以其臟有寒故也」。為此，始終以溫脾為主，連用甘草乾薑湯，守中而復陽，以攝血而生血。再者，三陰證雖無合病、併病之名；但臨床所見，三陰經證亦多交叉出現。本案患者即由脾胃虛寒性之太陰證未癒，進而發展為全身虛寒性之少陰證。腎陽虛衰，封藏無權，導致衝任不固而崩漏下血不止。為此，復以太陰少陰同病辨證論治。又患者少陰裏寒，並外連太陽之證；陰陽兩經，表裏皆病。裏寒宜溫，表實當解；而三陰表法，又與三陽不同。「三陰必以溫經之藥為表，而少陰尤為緊關」。故以散邪溫經之劑主之，並重用附子至120g。《金匱要略》曾載：一婦人懷娠六七月，脈弦發熱，似有表證。而其少腹惡寒之狀，如搞風之侵襲。所以然者，因其人陽虛子藏開，寒邪侵入。故仲景以「附子湯」溫子藏而祛寒。但可惜此方早已失傳，現存經文亦不純，必有殘缺。李彣注：按子藏即子宮。尤在涇曰：附子湯未見，然溫裏散寒之意概可推矣（《訂正仲景全書》）。關於本案漏下診治，一再重用附子者，亦即仿效仲景佚方之意。

第六節　腎系疾病

一、慢性前列腺炎

慢性前列腺炎是成年男性的常見病和難治病，嚴重影響患者的生活品質。它是以下尿路症狀和膀胱生殖區疼痛為主要表現的臨床症候群，常由數種不同原因所致的具有獨特形式的疾病共同組成，故又稱為慢性前列腺炎症候群。

慢性前列腺炎屬於中醫「精濁」的範疇，其病位在精室、精竅，與腎和膀胱相關，同時與肝、肺、脾、心、三焦等也有密切關係，其病機特點是：腎虛為本，溼、熱、瘀、毒為標。

醫案精選
◎案

邱某，男，23歲。2007年10月13日初診。患者自覺陰囊潮溼半年餘，曾在某醫院診為「慢性前列腺炎」，經多次靜脈注射、口服抗菌藥乏效而前來診治。症見：陰囊潮溼、會陰墜脹、小腹痞悶、口淡不渴、大便稀溏、喜暖惡寒，舌淡胖，苔滑膩，脈沉弱。證屬陽虛寒溼。治以溫化寒溼。方用四逆湯加味。

處方：製附子12g，乾薑15g，炙甘草15g，蛇床子15g，茯苓18g，花椒6g，苦參12g，蒼朮15g，白朮15g，地膚子30g。6劑，水煎服，每日分3服。

二診：諸症有所改善，復以前方6劑。

三診：陰囊潮溼基本消失，會陰小腹仍有痞脹不適；原方減茯苓、地膚子各為 15g，加小茴香 5g，青皮 10g，又以前方 6 劑。之後，復以前方治療 20 餘劑，諸症悉除；隨訪半年，症狀未再出現。

按前列腺炎是男科常見病，也是比較難治病之一，近年來有低齡化趨勢。治療本病常常從溼熱論治，而此患者病症表現以寒溼為主，治以溫陽散寒化溼。方用四逆湯溫陽散寒，加花椒、蛇床子溫陽散寒除溼，加蒼朮、白朮、茯苓健脾燥溼利溼，苦參、地膚子既能燥溼利溼，又能防止溫燥藥傷陰。諸藥配伍，達到預期治療目的。

◎案

張某，男，57 歲。電影導演。病史：1961 年冬，在某地農村，睡新修溼炕而致病。初起，一側睪丸腫大，坐立行走均疼痛難忍。因未能及時就醫而日益加重。某醫院確診為前列腺炎。經某中醫研究所治療 1 年而癒。1974 年冬，舊病復發，先後遷延約 3 年。開始僅尿頻，睪丸不適；服中藥清熱利尿劑數付，即告緩解。其後屢犯屢重，不僅尿急，尿頻，尿路灼痛，並常感生殖器冰冷麻木。某醫院檢查確診，仍屬前列腺炎。從 1977 年 4 月至 8 月，開始採取中西醫各種方法治療，化療、超音波理療、熱水坐浴、針灸、按摩等，同時服清熱解毒利溼等中藥 150 多劑。但自覺症狀有增無減，並發展至陽痿，全身癱軟，步履艱難，終於被迫休養，無法工作。1977 年 8 月 30 日來診，按

少陰陽衰陰盛證論治，治療3個月病癒。

初診：惡寒蜷臥，肢體萎軟，神靡，頭暈，不寐，食慾大減（每餐只進50g）。睪丸墜脹及腹，常感涼麻疼痛，小便混濁頻數，陽痿。面色萎黃暗黑，舌質淡白，全舌白苔密布，根部苔淡黃厚膩，脈象沉微細。此為少陰陽衰，陰寒內盛。法宜補陽溫腎、散寒止痛。以四逆湯加肉桂主之。

處方：製附子120g（久煎），乾薑120g，炙甘草60g，肉桂15g（研末沖服）。3劑。

連服3劑，少腹和睪丸墜脹疼痛減輕，小便色轉清，尿頻也好轉，陽氣漸復，原方製附子、乾薑減至60g；再加茯苓、炒白朮，以健脾除溼，繼服30劑。頭暈、失眠、惡寒、乏力、少腹及睪丸墜脹，均進一步減輕，生殖器涼麻之感亦較前輕微。

按此病惡寒肢冷，神靡蜷臥，為心腎陽衰，不能溫煦，正氣不足，反為邪困；睪丸墜脹，常感涼麻疼痛，為腎氣衰弱，不能溫養筋脈，陰寒凝聚，氣血阻滯。這表示少陰陽虛寒化之主證已十分突出。少陰寒化之陰寒內盛，屬陰、屬裏、屬虛、屬寒，為全身性之虛寒證，必然累及人之整體功能及多種臟腑。小便頻數，為腎氣虧耗，固攝失司；小便混濁，為氣虛失調，不能制約脂液。陽痿，為下元虧損，命門火衰，失其作強。面色黃為寒溼；黃而萎，屬脾陽不振；兼黑為寒，為痛；暗而無澤，乃腎陽虛衰。舌質淡者陽氣之敗；白者臟腑極寒。脈象沉而無力，裏虛甚；微者，陽氣衰而無力鼓動血行；細者，

第三章　臨床分科應用解析

陰血不足，脈道不充。綜上所述，皆屬少陰寒化，陽衰陰盛之主證貫穿全局。須抓住根本，以祛陰扶陽為急務。

二診：惡寒、神靡，生殖器涼麻痛等症進一步好轉。舌質稍現紅潤，黃白厚膩之苔已減。唯少陰心腎兩臟，心主血主火；腎為水火同宮之臟，藏真陰真陽之氣。患者全身性虛寒證，不僅傷及腎陽，同時累及腎陰。法宜繼續溫補腎陽，兼顧其陰，再佐以溫中健脾為治。方用四逆並理中加味主之。

處方：製附子60g（久煎），乾薑60g，炙甘草60g，黨參30g，肉桂10g（研末沖服），冬蟲夏草15g，枸杞子30g，菟絲子30g，茯苓20g。

服藥10餘劑，諸症繼續好轉。其後，根據病情加減，薑附減至30g，又服10餘劑。

三診：經檢查，前列腺炎基本痊癒。同時，多年來的低血壓、頭昏、失眠等症，亦均消失；飲食驟增，精神大振。後以壯陽益腎，養心安神之劑，配成丸藥，緩緩調養，以鞏固療效。

處方：製附子120g，肉桂30g，硃砂15g，冬蟲夏草30g，琥珀20g，麝香0.3g，枸杞子30g，肉蓯蓉30g，柏子仁30g，菟絲子30g。

1977年12月初，病癒而恢復工作。1978年12月10日來信說：「我們的工作，經常需要跋山涉水，戰嚴寒、酷暑、大雪、狂風、烈日、暴雨……我的病經范老治癒後，已拍完一部

劇情片，目前，正準備迎接新的挑戰。」(《范中林六經辨證醫案》)

按本案並非四逆證，為什麼要用四逆湯？《傷寒論》中的四逆湯，為回陽救逆的主方，但根據范中林老中醫多年的臨床經驗，其作用不局限於此。除陽虛欲脫、脈微欲絕等典型四逆證以外，還可廣泛用於一切陽虛陰盛之患者。從傷寒六經辨證來看，大凡三陽病中某些變證、壞證，三陰病中之虛寒證，皆可酌情用之。在臨床上如何準確地、靈活地運用四逆湯？關鍵在於嚴格掌握陽虛陰盛疾病的基本要點。除上述典型的四逆證以外，這些要點，大體上還包括：舌質淡白，苔潤有津；面色晦暗無澤；神疲，惡寒，四肢清冷，口不渴，或渴而不思飲；或喜熱飲；大便不結，或雖大便難而腹無所苦，或先硬後溏，夜尿多，脈弱等。在準確辨證的前提下，還必須嚴格掌握用藥配伍和劑量輕重。附子用量應針對病情恰如其分，並須久煎一個半小時以上。附子無薑不燥，乾薑的用量須靈活掌握。在陽虛陰盛而未至四逆，舌質雖淡而不甚，苔雖白而不厚的情況下，乾薑可酌情少用；反之可多加，直至與附子等量。甘草的用量不超過附子的一半，大體與乾薑相等。必須指出，陽虛陰盛之人，初服辛溫大熱之品，常有心中煩躁，鼻出黑血，喉乾，目澀或赤，咳嗽痰多，面目及周身浮腫，或腹痛泄瀉，或更加困倦等，此並非藥誤，而是陽藥運行，陰去陽升，邪消正長，從陰出陽之佳兆。服藥後比較理想的反應，是周身暖和，舌質和面色均現紅潤。此時即可用少量滋陰之品，以斂其所復之陽，陽得陰斂，則陽有所依，自然陰陽互根相濟，邪去正安。

第三章 臨床分科應用解析

二、水腫

　　水腫是因體內水液瀦留，泛溢肌膚，表現出顏面、胸背、四肢甚至全身浮腫為特徵的一類病症。在《黃帝內經》中稱之為「水」並根據不同症狀分為風水、石水、湧水。《靈樞·水脹》對其症狀做了詳細的描述：「水始起也，目窠上微腫，如新臥起之狀，其頸脈動，時咳，陰股間寒，足脛瘇，腹乃大，其水已成矣。以手按其腹，隨手而起，如裹水之狀，此其候也。」《金匱要略》中稱之為水氣，按病因、脈證分為風水、皮水、正水、石水和黃汗五類。又根據五臟症候分為心水、肝水、脾水、肺水、腎水。至元代朱丹溪在其《丹溪心法》中又將水腫分為陰水和陽水，並沿用至今。關於對水腫病位的認識，歷代醫家多認為主要與肺、脾、腎三臟有關，在《素問·水熱穴論》已經指出「其本在腎，其末在肺，皆積水也」。《素問·至真要大論》提出「諸溼腫滿，皆屬於脾」。而到《景岳全書·腫脹》中則明確指出：「凡水腫等證，乃肺、脾、腎三臟相干之病。蓋水為至陰，故其本在腎；水化於氣，故其標在肺；水唯畏土，故其制在脾。今肺虛則氣不化精而化水，脾虛則土不制水而反剋，腎虛則水無所主而妄行。」關於水腫治療，早在《素問·湯液醪醴論》中就提出「開鬼門」、「潔淨府」、「去宛陳莝」的治療原則。在《金匱要略·水氣病脈證并治》中又提出「諸有水者，腰以下腫，當利其小便，腰以上腫，當發汗乃愈」。

四逆湯方中附子、乾薑雖同屬味辛性溫的藥物,但附子擅於大補命門真火,溫發陽氣,祛散寒邪;乾薑專於溫中散寒,消食開胃,兩者合用能相得益彰,增強回陽之力。炙甘草既有溫養陽氣之功,又能緩和薑附過於燥烈之性,深得《黃帝內經》「寒淫於內,治以甘熱」之旨。故用以治脾腎陽虛水腫常收良效。因水液在人體代謝調節過程中,主靠肺、脾、腎三臟升降功能的協調來進行。脾主運化宜升,故水液入胃,經脾吸收,「脾氣散蒸」、「上輸於肺」,肺氣肅降,通調水道,推動水液敷布全身,除一部分變為汗液排出體外,其餘則降輸於腎,又經腎陽的溫化作用,把可供機體再利用的一部分,蒸騰上升,再經脾、肺的敷布,供全身使用;另一部分不能再利用的廢水,始由腎的氣化作用,下輸於膀胱,變成尿液排出體外。因此,形成水腫的病機與肺、脾、腎三臟密切相關。

醫案精選

◎案

龐某,男,24歲,待業。2006年8月初診。主訴:全身浮腫、頭暈、身重4年,加重伴心悸氣短2天。4年前不明原因出現肢體浮腫,但食慾好,二便正常,在某醫院反覆醫治2年之久。雖經各種檢查,但始終沒有明確診斷,疑為尿崩症。予西藥治療,病情時輕時重,後擬診斷為遺傳相關性疾病,無奈患者抱病在家,近2年來患者述浮腫輕輕重重,很容易感冒,但尿量無明顯減少。近2個月因腫甚,心悸氣短明顯,並出現鼻

衄，頭暈，食慾不振，大便溏稀，1～3次／日，夜尿頻4～6次／晚。症見：頭暈倦怠，心悸氣促，身重腹脹，下肢浮腫，少氣懶言，面白無華，雙目無神，鼻衄，肌膚甲錯，納呆，大便溏薄，尿少，舌淡苔白，脈細數。診斷為水腫。證屬腎水（真陰真陽）虧乏。根據「數則為勞，數則為虛」的原則，宗仲景「勞者溫之」的治療大法，治以補後天以生先天，即補脾土制腎水，補脾土以伏心火。方用附子理中湯加減。

處方：製附子30g，黨參30g，白朮30g，乾薑20g，炙甘草20g，茯苓30g，澤瀉30g，豬苓30g，桂枝15g，白芍15g，補骨脂15g，淫羊藿15g。3劑，每日1劑，水煎服。

二診：服藥3劑後，水腫減輕，食慾有所好轉，大便次數減少，效不更方，上方繼服5劑。

三診：患者面稍有紅潤，上方減茯苓、白朮、澤瀉、豬苓、桂枝，繼服5劑。

四診：納食可，基本不感到頭暈，心悸氣短緩解，大便基本成形，1～2次／日。舌淡紅，苔薄白，脈細數。初診和三診的處方各開5劑，囑隔日交替應用。半年後見患者母親，知其春節期間走親戚過頻，沒及時休息，病情突然加重，出現無尿，不日離開人世。

按四逆湯能治三陰伏寒（足太陰、足少陰、足厥陰）陽虛而陰寒太勝的四肢厥逆、寒邪在裏之證。該患者症情複雜，本應

根據「急則治其標，緩則治其本」的原則，給予利尿，考慮患者雖有水腫但尿量偏多，所以治療以培土治水，補後天以生先天。方用附子理中湯加減，該方用乾薑、附子的大辛大熱來生發陽氣，祛散寒邪又配甘草的甘溫益氣補中，既助陽氣生發，又能緩和乾薑、附子辛熱燥烈，達到培土治水的目的；茯苓補脾利水，人參補氣益脾，白朮健脾燥溼。古人有云：補先天無如附子，補後天無如人參。附子、人參同用，先後天同補。全方共奏補土以制水之效。水腫，是常見病、多發病，也是疑難雜症。從現代醫學來看，水腫的病因較多，但最終將出現腎功能衰竭、尿毒症。有條件者，透析加正確的調養，固然可以延長生命，但畢竟治療費用過高。該患者的一大特點是尿量長時間以來在正常範圍，也使其治療不能循常規。

第七節　五官科疾病

一、痤瘡

痤瘡是一種常見的毛囊皮脂腺慢性炎症性的皮膚疾病，主要發生在青少年期和成年期，並以青春期最常見，所以又俗稱「青春痘」，屬於中醫學「肺風粉刺」的範疇。

歷代中醫對痤瘡（粉刺）均有描述，最早在《黃帝內經》中就可見到「諸痛癢瘡皆屬於心，汗出見溼乃生痤瘡」的記載。對

痤瘡的形成，《黃帝內經》中也已有論述，《素問‧生氣通天論》曰：「汗出見溼，乃生痤……勞汗當風，寒薄為皶，鬱乃痤。」王冰注曰：「皶刺長於皮中，形如米，或如針，久者上黑，長一分餘，色白黃而瘦於玄府中，俗曰粉刺。」巢元方在《諸病源候論‧面皰候》中曰：「面皰者，謂面上有風熱氣生皰，頭如米大，亦如穀大，白色者是。」明代《外科正宗》曰：「肺風、粉刺、酒齇鼻三名同種，粉刺屬肺，酒齇鼻屬脾，總皆血熱鬱滯不散所致。」清代《醫宗金鑑‧外科心法要訣》認為：「此證由肺經血熱而成，每發於面鼻，起碎疙瘩，形如黍屑，色赤腫痛，破出白粉汁，日久皆成白屑，形如黍米白屑。宜內服枇杷清肺飲，外敷顛倒散，緩緩自收功也。」

醫案精選
◎案

某，女，34歲。2014年10月4日初診。主訴：面部痤瘡3年。患者3年前用涼水洗衣後，面部出現紅疹，間斷中西藥治療，效果不顯。症見：面頰紅疹頂白，癢而不痛，大便乾結，舌淡紅，苔薄白膩，舌下繫帶紫暗，脈細。西醫診斷為痤瘡。中醫診斷為粉刺。證屬血虛陽浮。治以引火歸腎，養血通腑。方用四逆湯、封髓丹合四物湯化裁。

處方：製附子10g，乾薑6g，炙甘草10g，黃柏15g，砂仁10g，川芎10g，白芍15g，當歸10g，大黃10g，防風5g。7劑，每日1劑，水煎服。

服藥 7 劑，痤瘡面積明顯縮小。上方加川牛膝 15g。繼服 5 劑，面部皮膚色澤恢復正常。

按痤瘡一病，多為風火上攻、熱盛面絡，或溼熱內蘊、內熱上擾所致。本案浮陽上升，陽虛於下，腎寒水盛，治用四逆湯水中溫火，引火歸原，以土伏火；合用封髓丹，其中黃柏合甘草苦甘化陰，砂仁合甘草辛甘化陽、陰陽協調、水火既濟，四物湯養血行氣、通暢氣機。二診更加川牛膝引火直歸腎宅，導龍歸海，龍火守位。

二、復發性口腔潰瘍

復發性口腔潰瘍，是指具有週期復發特點的口腔黏膜局限性潰瘍，在口腔內淺表呈孤立的、圓形或橢圓狀，其患病率高，居口腔黏膜病首位，在中醫學「口瘡」、「口糜」等範疇。患者發病時，潰瘍部位疼痛，病情嚴重者持續時間長，且反覆發作，久治難癒，對患者帶來很大的痛苦。

復發性口腔潰瘍是口腔黏膜病中的常見病症，至今病因未明，其發病因素可能有遺傳因素，細菌、病毒感染，免疫功能失調以及微循環障礙等。當患者精神緊張、情緒波動、睡眠狀況不佳、內分泌失調、免疫功能下降，以及缺乏微量元素鋅、鐵，缺乏葉酸、維生素 B_{12} 等情況下最易復發。現代研究發現，復發性口腔潰瘍屬於自身免疫性疾病，治療原則是防止繼發感染，減輕疼痛，促進癒合，縮短療程，避免復發。

口腔潰瘍屬中醫學「口瘡」、「口糜」等範疇，上焦實火薰蒸、下焦陰火上炎、中焦虛寒或脾虛溼困都是本病的病機。口腔潰瘍雖屬局部病變，但臟腑功能紊亂是其重要的內在因素，病位主要在心、脾兩臟，需要清熱解毒、化溼，清心益腎，調理脾胃。六味地黃丸具有扶助正氣、補益元陰、參以清降虛火、火滅而新肉自生等功效，能使口瘡消散而癒。

醫案精選

◎案

某，男，72歲。2013年6月30日初診。主訴：口腔潰瘍3天。患者3天前發現口腔內疼痛，未檢查和治療。症見：舌下左側口唇內、左舌邊有3個潰瘍，面積分別為2mm×5mm，2mm×3mm，2mm×2mm，口乾飲水，舌暗胖大，苔薄黃，脈細。西醫診斷為復發性口腔潰瘍。中醫診斷為口瘡。辨證為陽虛血瘀、寒熱錯雜。治以溫陽祛瘀，寒熱並調。方用四逆湯合瀉黃散化裁。

處方：製附子10g，乾薑10g，肉桂5g，炙甘草5g，藿香10g，生石膏30g，防風10g，紅花10g，川牛膝20g，莪朮15g。5劑，每日1劑，水煎服。

服藥5劑，口腔內1處潰瘍已癒。繼服5劑，潰瘍治癒。隨訪1年，未復發。

按凡痰瘀、溼濁、陽鬱、寒毒等均可致口腔潰瘍。中醫學

認為該病病機多為上焦熱盛，或三焦實熱，或陰虛內熱導致。但本案為陽虛陰泛、寒熱錯雜、虛陽上越、心脾蘊熱、氣機不暢所致。故用四逆湯使相火守位，瀉黃散瀉中焦伏火，紅花、莪朮使氣血通暢、腎陽潛藏。

三、喉痹

喉痹是指以咽痛或異物感不適，咽部紅腫，或喉底有顆粒狀突起為主要特徵的咽部疾病。中醫對喉痹的認識源遠流長，喉痹一詞首見於帛書《五十二病方》，此後《黃帝內經》中也有多處對喉痹的論述，是後世醫家對喉痹理論及發展認識的根源。《黃帝內經》認為喉痹與五臟六腑有著密切的連繫，其中脾、腎、肺、肝在喉痹發病中發揮著尤為重要的作用，奠定了喉痹與臟腑關係的基礎理論，對研究喉痹有著重要的指導意義。喉痹是耳鼻喉科的常見多發疾病，其病變多局限在局部，但中醫認為人體是一個內外連繫、自我調節和自我適應的系統整體，故在診療過程中亦應當從整體考慮。

醫案精選
◎案

張某，男，45歲，公務員。1994年4月20日初診。患者2年前迎風講演，導致聲音嘶啞，西醫診為咽炎、聲帶麻痺，多方醫治，效不明顯。現音啞不能長久講話，喉部有寒涼之感，唾液多而冷，口淡不渴，舌淡，苔薄白潤，脈細。細問病史，

患者平素易患感冒，多汗、畏風。脈症合參，診為喉痹。證屬陽虛寒阻。方用四逆湯加減。

處方：製附子 9g（先煎），生薑 6g，甘草 5g，桔梗 10g，葛根 15g，大棗 10 枚，桑蛾 1 個。隔日 1 劑，連服 5 劑。

二診：音啞減輕，口已知渴，製附子用量減半，繼進 5 劑。

三診：聲音基本正常，諸症皆去，囑米酒送服六味地黃丸 1 個月，未再復發。

按四逆湯出自《傷寒論》，主治少陰病四肢厥逆，惡寒蜷臥，嘔吐不渴，腹痛下利，神疲欲寐，舌苔白滑，脈微細；及太陽病誤汗亡陽證。陽虛於下，故均有畏寒肢冷之象，治療非四逆湯法回陽逐寒不能取效。方中附子大熱有毒，溫腎助陽，臨證用附子，一須對證，二須慎用，製法、煎法、用量、療程均須嚴格掌握，取效則停。並以甘草解毒，調和諸藥。原方中乾薑因嫌其辛烈過猛，臨證常以生薑代之。臨證時視兼證而加減，總以溫陽救逆而不戀邪、祛邪逐寒而不傷正為原則。

四、扁桃腺炎

慢性扁桃腺炎一般認為是由於細菌和病毒反覆感染引起的。

慢性扁桃腺炎，屬中醫「虛火乳蛾」範疇，歷代文獻根據其病因病機及症狀的不同有許多其他的名稱，如陰蛾、陽蛾、爛喉蛾、石蛾等。在《黃帝內經》中尚無本病的明確記載，一

般認為其應歸於「喉痹」之中。明清以前，此病多歸於喉痹之中論述，明清時期，隨著耳鼻喉科學的逐漸發展，對此病的認識逐漸加深，明代《外科正宗》中已將乳蛾分成虛火乳蛾和實火乳蛾。《辨證錄‧卷之三》中對陰蛾、陽蛾進行了鑑別，提出「人有咽喉腫痛，日輕夜重，喉間亦長成蛾，宛如陽證，但不甚痛，而咽喉之際，自覺一線乾燥之至，飲水咽之少快……蓋此證為陰蛾也」。《喉症類集》有對白色乳蛾的記載，「其症喉腫痛，腫處形如乳頭，又為紫李，有白色、紫色、紅色數種。故由此可知，乳蛾色澤有多種，而乳蛾色白者為虛性乳蛾，火不得直泄，乃結成蛾」。《喉症全科紫珍集‧卷下》有對死乳蛾、死單核的論治，認為「此證因受風熱鬱怒而起，生於喉中，緊靠蒂丁，初不甚痛，乳頭逐漸長大，勞辛即發」。《喉症明辨》提出乳蛾的病機為「乳蛾，肺經積熱，受風邪凝結」。《瘍科心得集》認為乳蛾的病機為「喉蛾風溫客熱，化火循經上逆」。《喉科心法》認為「單蛾、雙蛾，無非積熱所致」。而《祕傳喉科十八證》認為「乳蛾風，熱毒積於血分」。《瘍醫大全》認為「三經之痰證，盡阻塞於咽喉，往往結成火毒而不解」。《焦氏喉科枕密‧卷一》中有「死乳蛾核、乳蛾核」之稱，並有「蛾下起黃皮或白皮一條，長入喉底」及「日久月深成嫩骨」等對慢性扁桃腺炎發展日久發生纖維黏連、軟骨化、骨化的細微描述。同時認為其病機為「乳蛾，氣惱鬱結，不伸而起」。《石室祕錄》認為乳蛾病機為「凡人腎水大耗者，腎中元陽不能下藏。蓋無水以養火，而火必上

越，日日衝上，而咽喉口小，不能任其出入，乃結成腫痛，狀如雙蛾」。

隨著中醫學的逐漸發展，現代中醫學對本病病名的命名，病因病機及證治有了更為系統性的論述。對於乳蛾的名稱，干祖望認為乳蛾為解剖部位即扁桃腺，而非慢性扁桃腺炎，因此慢性扁桃腺炎應稱蛾風為妥。《中醫耳鼻喉科學》中稱虛火乳蛾。王永欽《中醫耳鼻咽喉口腔科學》稱為慢乳蛾。

醫案精選

◎案

某，女，57歲。2014年7月10日初診。主訴：咽痛6個月。現病史：患者6個月前因扁桃腺經常腫大，手術切除，術後仍咽喉腫痛，口乾飲水，每日含化西瓜霜5～8片，效果不佳。症見：咽痛，自感口舌向外冒火，胃脘痞悶，形寒肢冷，舌淡紅，左邊白苔，右邊無苔，脈細雙尺無力。西醫診斷為扁桃腺術後。中醫診斷為喉痹。辨證為陰虛陽浮、真寒假熱。治以溫陽潛降，引火歸宅。方用四逆湯、封髓丹合潛陽丹化裁。

處方：製附子10g，乾薑8g，炙甘草5g，黃柏20g，砂仁15g，白芍20g，龜板10g，生龍骨30g，生牡蠣30g，川牛膝20g，山茱萸20g。5劑，每日1劑，水煎服。

服藥5劑，咽痛減輕。繼服5劑，症狀消失。

按口腔位於人體之頭部，古人有「口腔咽喉諸病皆為火」之

論。然本病屬陽虛之火，淵於水寒龍起。治療須導龍入海。潛陽丹納氣歸腎；封髓丹使真火伏藏；況龜板一物堅硬，得水之精氣而生，有通陰助陽之力，世人以利水滋陰目之，悖其功也；佐以甘草補中，有伏火互根之妙，故曰潛陽。

第八節　皮膚科疾病

蕁麻疹

　　蕁麻疹是發生於皮膚、黏膜的Ⅰ型過敏反應，以局部皮膚、黏膜出現暫時性、局限性，水腫性風團，伴有劇烈搔癢、紅斑為主要症狀；風團迅速發生與消退為蕁麻疹發病的重要特徵。

　　風、寒、暑、溼、燥、火等外邪是蕁麻疹發作的常見誘因，六淫之中又以風邪致病最為常見。《黃帝內經》稱「風為百病之長」，具有「善行而數變」的特點，與急性蕁麻疹發病急，來勢快，疹塊驟然而生，迅速消退的發病特徵極為符合。中醫古代文獻多有風邪引發蕁麻疹的記載，如《千金要方‧卷二十二‧隱疹第五》言：「《素問》云，風邪客於肌中則肌虛，真氣發散，又被寒搏皮膚，外發腠理，開毫毛，淫氣妄行之，則為癢也。所以有風較搔癢，皆由於此。」認為蕁麻疹起因為風邪襲表導致表氣不固。除風邪外，《醫學入門‧卷四‧外感類》指出「赤疹因天氣燥熱乘之」，認為蕁麻疹起因為燥熱之氣外襲肌膚。《諸病源候論‧風瘙身體癮疹候》云：「若赤疹者，由涼溼折於肌中之

熱，熱結成赤疹也。」認為人體之熱本應向外發散，若因外受涼溼不能外散則結成癢疼。《瘍科選粹·癮疹》云：「赤疹起卒如蚊咬，煩極搔之，一逐手而起，因於悶熱。」指出蕁麻疹起因為悶熱。

醫案精選

◎案

張某，女，16歲，學生。1979年12月22日初診。6天前因氣候驟然寒冷而發病。患者兩手拇指側起大小不等紅色斑丘疹已6日，自覺全身畏寒，肢冷，局部紅腫癢痛難忍，夜間及遇冷尤劇。曾服用抗組織胺類及靜脈注射鈣劑等藥物治療無效，前來醫院門診治療。

症見：患者兩手背腕關節以上拇指至中指間局部有約9cm×6cm的一片大小不等的紅色斑丘疹，呈對稱性點、片狀，紅腫、灼熱、癢痛搔抓，肢冷，舌質紅潤，舌苔薄白，脈沉細而遲。宜用扶陽溫化，佐祛風散寒之法治之。

處方：製附子30g，細辛6g，防風10g，生薑1塊，甘草3g。水煎服，每日1劑。

服上方2劑後，癢痛減輕，守原方再服一二劑。2月26日，癢痛全消，疹塊及疹點已退，僅留暗紫色斑痕。兩手已溫，脈沉細。

處方：製附子30g（先煎），生薑1塊，甘草3g。水煎服，每日1劑。

12月29日隨訪，諸症痊癒。1980年1月6日因天氣驟冷再度復發，繼投以「玉屏風四逆湯」，水煎服，2劑而獲效，至今未發。

按蕁麻疹俗稱風團，是一種過敏性皮膚病，主要皮損表現是水腫性炎症，發癢，中醫稱為「癮疹」。除急性和慢性蕁麻疹外，常見的還有丘疹狀蕁麻疹、血管神經性水腫以及劃痕症等數類。中醫辨證論治，認為這是「風邪」所致，故發病迅速，消退也快，遊走不定，奇癢。但風邪往往有兼證，急性的一般有風寒證、風熱證之分，慢性的也有虛實寒熱，內風、外風之分。

本案患者屬冷性蕁麻疹，採用扶陽溫化、祛風散寒法治療，療效是滿意的。冷性蕁麻疹的起因是由於腎陽不足，陽虛不能充達四末，亦不能禦寒及溫養筋脈。外受寒邪侵襲，以致氣血凝滯而發為本證。所以要用「四逆湯」為主進行治療，意在「四逆湯」用以扶陽祛寒，細辛通徹表裏以散寒，防風祛風勝溼止痛，再度復發時，加投「玉屏風」以增強肌表抗邪之力。這樣，方證相符，故收到較好療效。

◎案

牛某，女，26歲。1995年7月7日初診。產後2個月，全身起丘疹10天。10天前外出採桑淋雨，當晚即見全身泛發丘疹，肌膚奇癢，搔之則色紅成片，身倦，頭昏，夜間難眠，曾服 Astemizole 和小柴胡湯，不效。昨日無汗而戰，日發數次。症見：斑丘疹壓之退色，四肢欠溫，舌淡、苔白，脈虛緊數。證屬外

感風溼，陰寒內盛。治以溫陽解表。方用四逆湯合麻黃湯加味。

處方：製附子 10g（先煎），生薑 12g，甘草 5g，麻黃 10g，桂枝 6g，藿香 10g，葛根 12g，蟬蛻 6g，當歸 10g，大棗 10 枚，蔥白 5 段。2 劑。藥後服小米粥 500ml，蓋厚衣被而臥。

2 日後身倦、頭昏消失，斑丘疹大部消退，改用養陰固表之法。

處方：葛根 15g，知母 12g，生地黃 12g，黃耆 20g，當歸 12g，蒼朮 10g，防風 10g，柴胡 10g，甘草 3g。2 劑後諸症痊癒。

中篇　臨證新論

下篇
現代研究

　　本篇從兩個部分對四逆湯的應用研究進行論述：第一章不僅從現代實驗室的角度對四逆湯全方的作用機制進行探索；還從組成四逆湯的主要藥物藥理作用進行研究分析，為讀者提供了充分的現代研究作用基礎。第二章為經方應用研究，對四逆湯的理論基礎、證治特色、臨證應用進行總結性的整理，並且選取了代表性的名醫驗案，以便更有效地應用經方。

下篇　現代研究

第一章

實驗室研究與藥效探討

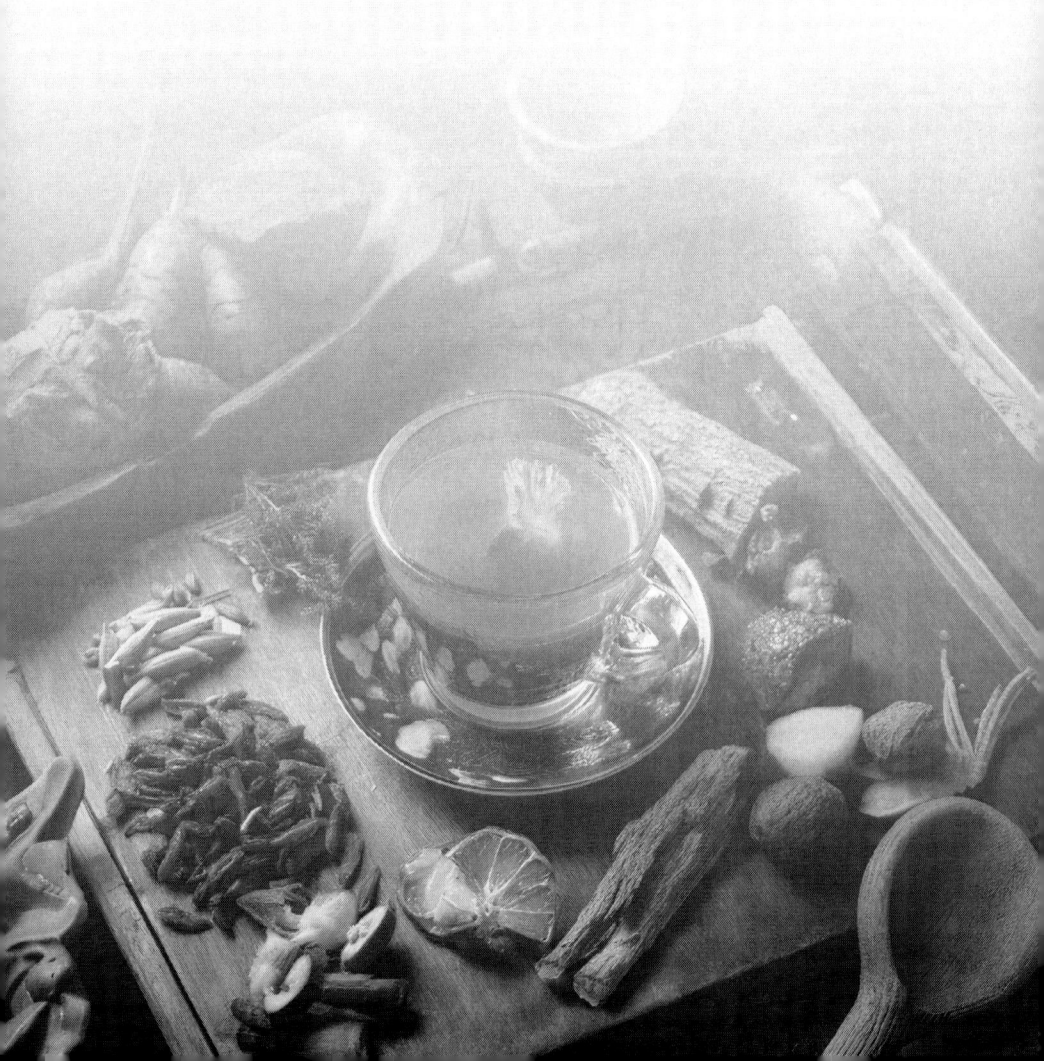

第一節　四逆湯全方研究

一、四逆湯的藥理研究

1. 強心升壓

程先寬觀察不同折算劑量四逆湯對放血致低血壓狀態大鼠的升壓作用。實驗結果顯示：放血止血後，模型組（不給藥）、四逆湯小劑量組和大劑量組大鼠血壓下降；給四逆湯後 2 小時，四逆湯給藥組放血致低血壓狀態大鼠血壓升高，大劑量組較小劑量組升壓效果明顯。放血止血後，模型組（不給藥）、四逆湯小劑量組和大劑量組心率減慢；給四逆湯後 2 小時，四逆湯大劑量組對於放血致低血壓狀態大鼠有明顯的加強心肌收縮，提高心率作用，四逆湯小劑量組對大鼠心率變化影響較小。結論：與按照習慣認為的「1 兩 = 3g」折算的四逆湯小劑量組比較，按照「1 兩 = 13.8g」折算的四逆湯大劑量組能夠升高放血致低血壓大鼠血壓，提高心率，作用明顯。

2. 保護心肌作用

吳偉康對四逆湯保護缺血心肌功能進行實驗研究。在 Langendorff 心臟灌流模型上觀察了四逆湯對缺血心肌功能的保護作用。結果顯示，四逆湯可提高缺血心肌的電興奮程度，減少心

律失常的發生率，加強缺血心肌的收縮功能。四逆湯的上述保護作用可能與其改善缺血心肌自由基反應有關。此外四逆湯尚有擴張冠狀動脈，增加冠狀動脈流量的作用。

3. 改善微循環

葉豆丹觀察人參四逆湯不同部分提取物對微循環的影響。方法：觀察正常和腎上腺素致微循環障礙小鼠耳郭微循環的變化。結果：附子乙醚提取物加乾薑乙醚提取物和乾薑乙醚提取物均可增大小鼠耳郭微血管管徑，增加微血管交叉點數，改善小鼠微循環，但對血液流態、血液顏色無明顯影響。結論：附子乙醚提取物加乾薑乙醚提取物對微循環有一定的改善作用。

4. 抗休克作用

四逆湯具有抗休克作用，對休克大鼠有強心升壓作用，不僅對大鼠心肌有保護作用，對血管也有調節作用，且能明顯提高抗缺血能力，延長供心保存的時限。此外，四逆湯能明顯延長實驗性燙傷休克小鼠的存活時間。

5. 鎮痛作用

徐紅萌等觀察附子對神經病理性疼痛大鼠的鎮痛作用。結論顯示附子透過鴉片受體介導，對神經病理性疼痛大鼠產生鎮痛作用。

6. 免疫調節作用

巨噬細胞吞噬功能和血清溶菌酶是機體防禦機制中的重要組成部分，在吞噬、消化，排除病因上發揮著強而有力的作用。機體在非生理狀態時，尤其是免疫功能處於低下狀態，四逆湯具有促進巨噬細胞吞噬功能和增加血清溶菌酶的調節作用。

7. 抗動脈粥狀硬化作用

大量研究證實四逆湯具有顯著的抗動脈粥狀硬化的作用。四逆湯能明顯減緩主動脈動脈粥狀硬化程度，使斑塊面積縮小，減輕內膜增厚水平，減少內膜的脂質斑塊面積，並減少凋亡泡沫細胞數量。

二、實驗研究

四逆湯是東漢張仲景《傷寒論》中治療少陰虛寒證的主方。現代對四逆湯在臨床應用的療效觀察和大量的動物實驗研究均顯示，四逆湯對冠心病心絞痛有較好的治療效果，對動物心肌缺血、腦缺血、低氧及動脈粥狀硬化等都具有良好的治療效果。本文對相關動物實驗研究、臨床應用效果做一總結，供臨床參考。

第一章　實驗室研究與藥效探討

1. 對心肌的保護作用

　　氧化壓力是心力衰竭惡化的機制之一，在心力衰竭發生、發展過程中，由於氧自由基生成過多或抗氧化能力下降導致氧化壓力的發生，引起心肌細胞凋亡。在 Doxorubicin 性心力衰竭大鼠心肌細胞粒線體中存在明顯的氧化壓力反應，四逆湯可以透過減輕其氧化損傷，改善粒線體功能，保護心肌組織。四逆湯可在一定程度上降低心肌缺血－再灌注時增高的心肌神經醯胺的含量，減少心肌細胞凋亡，從而達到保護心肌作用。對慢性充血性心力衰竭模型大鼠的實驗顯示，Doxorubicin 致心力衰竭大鼠血清降鈣素基因相關肽水平顯著降低，血清內皮素水平明顯升高，血清中腦鈉素及白血球介素（IL-6）水平升高。四逆湯能降低血清內皮素、腦鈉素及 IL-6 水平、升高降鈣素基因相關肽。光鏡下顯示心肌細胞損傷明顯低於模型組。具有調節改善慢性充血性心力衰竭，改善心功能、減輕心力衰竭症狀，調節大鼠的神經內分泌功能，拮抗過度刺激活化的神經內分泌系統。具有保護大鼠心力衰竭血流動力學的作用，該作用與其增強心肌收縮力，抑制氧化壓力的效應有關。四逆湯對紐西蘭白兔供心冷保存的保護作用顯示四逆湯預處理對供心冷保存有保護作用。

2. 對腸黏膜的保護作用

腸缺血時液體透過微血管濾出而形成間質水腫，再灌注後，腸道微血管通透性更加升高，嚴重腸缺血－再灌注損傷的特徵為腸黏膜損傷。四逆湯對大鼠腸缺血－再灌注後腸黏膜細胞的影響實驗研究證明四逆湯具有抗缺血－再灌注後腸黏膜細胞凋亡的作用，其作用機制可能與清除氧自由基，抑制 SMase 的基因表達，減少神經醯胺生成有關。光鏡下發現，應用四逆湯預先給藥可明顯減輕腸缺血－再灌注引起的低血壓和肺組織形態學改變。與對照組比較，損傷組肺通透性指數、肺含水率、肺組織 MDA 含量和 NO 含量顯著性增高，而肺組織 SOD 活性顯著性降低；四逆湯組 SOD 活性顯著增高。說明四逆湯預先給藥透過抗氧化作用而減少 NO 的生成，維持 NO/ET-1 正常比例而減輕腸缺血－再灌注引起的急性肺損傷。

3. 對血管系統的保護作用

經四逆湯治療組與模型組及對照組比較，四逆湯能有效抑制球囊損傷後血管平滑肌細胞增殖、誘導其凋亡，減輕血管損傷後的狹窄程度。說明四逆湯對局部大腦缺血大鼠、小鼠全腦缺血具有顯著的保護作用。四逆湯可明顯縮小主動脈內膜脂質斑塊面積，降低動脈組織神經醯胺濃度，減少血管壁細胞凋亡的數量，具有較好的抗動脈粥狀硬化作用。

4. 對冠心病的治療效果

中醫將冠心病歸入「胸痹」、「真心痛」的範疇。中醫理論認為本證屬本虛標實，以本虛為主，標實為次，本虛以氣虛、陽虛為常見。因此在臨床上利用四逆湯回陽救逆、溫經通脈的作用對其進行治療，往往獲得較好的效果。

5. 總結

大量的實驗研究與臨床應用顯示，四逆湯在保護心肌、改善心功能、防止缺血－再灌注的損傷等均具有較好的防治作用。特別是對冠心病心絞痛患者的對症治療，對心肌的保護作用，驗證了四逆湯治療少陰病亡陽厥逆證和厥陰病寒厥的中醫藥治病的理論。

三、四逆湯的組方思路及方解

1. 附子配伍乾薑的增效作用研究

自古以來就有「附子無薑不熱」之說。附子配伍乾薑，乾薑辛熱、守而不走，長於逐寒氣，溫脾胃散中寒；附子辛甘大熱，走而不守，是回陽救逆、散寒除溼之要藥，二藥配伍，一走一守，氣味雄厚，補中有發，其力精專，回陽救逆之功大增，治療陽氣虛脫，陰寒內盛，其效神速。且由於生附子毒性大，又

用乾薑以制其毒性。研究顯示附子與乾薑配伍後使熱性成分的附子總生物鹼及乾薑的辣椒素煎出率明顯增高，這可能是藥對增效的重要原因。黎同明等採用腹腔注射皮質醇複製大鼠陽虛模型，觀察附子乾薑配伍對陽虛大鼠體重和體溫的影響；採用活性微循環觀測技術，觀察附子、乾薑配伍對正常小鼠耳郭微循環及局部滴加腎上腺素所致微循環障礙的影響，實驗研究顯示附子乾薑配伍能提高陽虛大鼠體重、體溫，明顯擴張小鼠耳郭微血管，增加血流速度，對抗腎上腺素所致微循環障礙。

2. 附子配伍甘草的減毒作用研究

大量研究認為四逆湯中甘草配伍附子，主要是透過體外與體內兩個環節的協同作用來降低附子的毒性。甘草與附子合煎時可顯著降低附子毒性成分烏頭鹼的溶出率，並呈高度負相關。徐姍裙等發現甘草酸及甘草次酸與附子合煎不但不能降低烏頭鹼的溶出量，反而可使其增加。顯示甘草中的甘草酸和甘草次酸並非是減少附子中有毒生物鹼溶出的物質基礎。並認為，甘草與附子合煎口服可減小附子毒性，可能與甘草酸及甘草次酸和有毒生物鹼結合，延緩其在胃腸道吸收有關。馬鴻雁等則認為附子與甘草配伍後，首先甘草酸與烏頭鹼結合成鹽；此後逐步釋放出游離的烏頭鹼和甘草酸；而釋放的甘草酸又促進了烏頭鹼水解；因此甘草酸對烏頭鹼有控釋和促進水解的雙重作用。此外，甘草對附子的減毒作用還表現在體內藥理作用的拮抗。

其物質基礎可能為甘草黃酮。有研究顯示對烏頭鹼誘發的心律失常，甘草酸無對抗作用，而甘草類黃酮與異甘草素有明顯拮抗作用。進一步研究後發現，甘草與附子合煎後，合煎液中拮抗烏頭鹼致心律失常的甘草黃酮類物質含量明顯高於單煎液。

附子配伍甘草、乾薑的複方四逆湯，同樣對附子發揮了減毒增效的作用。劉使鎮等採用 HPLC 法測定附子及各種不同處理方法中烏頭類生物鹼的含量，結果顯示煎煮時間、煎煮溶劑和配伍對附子毒性均有影響，進一步從減毒的角度證實了四逆湯組方的合理性。

3. 四逆湯複方配伍研究的展望

四逆湯中作為君藥的附子具有強心作用，臨床多用附子組方治療心力衰竭。但是，附子的毒性也集中表現在心臟毒性方面。藥理實驗顯示，乾薑與附子配伍可改善冠狀動脈血流量，加快心率，改善心力衰竭大鼠的血流動力學。同時，乾薑可明顯拮抗附子對心臟的毒性、減少心肌能量需求，達到回陽救逆的目的。但是目前對附子、乾薑配伍增效減毒的物質基礎研究還處於組分階段，對於真正產生決定作用的化學物質結構仍不明瞭。附子所含的烏頭鹼、新烏頭鹼和次烏頭鹼在與乾薑配伍後的含量變化仍未有具體可靠的實驗證實。附子與甘草配伍能減毒增效雖已為人們所認識，但兩者配伍減毒增效的物質基礎未能進一步闡明。

所以對四逆湯中拆方的不同配伍及四逆湯全方配伍的急性毒性、心臟毒性和強心效應的改變，突破以前眾多研究的單一性和局限性，系統研究四逆湯的配伍合理性，探討有毒中藥附子在該方中減毒增效的具體配伍，從而進一步闡明四逆湯的組方思路和作用機制，還有待今後的系統研究。

附子的減毒增效研究一直是附子應用研究的熱門焦點，既往研究附子的減毒方法有炮製減毒法、辨證減毒法、配伍減毒法、限量減毒法、煎煮減毒法。減毒之配伍，每具協同增效之功。《方劑關鍵科學問題的基礎研究》，將重點放在對中藥方劑配伍理論的研究上，已證實了不同的配伍可能引起藥效變化，產生新的成分，並達到整體增效減毒作用。

張仲景所創名方四逆湯，為回陽救逆之代表方。方中藥僅三味，但藥簡力專而效著，正是由於其合理的配伍對君藥附子在增效減毒方面發揮了重要作用。方中君藥附子為毛茛科植物烏頭的子根加工品，具有回陽救逆，補火助陽，散寒止痛的功效。乾薑為薑科植物薑的乾燥根莖，具有溫中散寒，回陽通脈，燥溼消痰的作用。甘草具有補脾益氣，既能緩解附子、乾薑的暴烈，又能協助附子、乾薑的回陽救逆之功效，為佐使。三藥一暴一調一緩，君臣佐使、配伍精奧，功效明確。

四、四逆湯的配伍機制研究

1. 四逆湯的減毒機制研究

與附子單煎液比較，附子與甘草合煎液對大鼠心臟的毒性程度顯著降低。正如《本草經集注》云：「世方動用附子，皆須甘草，或人參、乾薑相配者，正以制其毒故也。」附子和甘草作為配伍減毒的代表藥對，目前對其減毒機制的研究主要集中在配伍前後煎液中毒性成分溶出量的變化，而從吸收代謝動力學角度考慮配伍後多組分間的相互作用研究則較少。陳建萍等實驗顯示，附子與甘草同煎後，可以減緩有毒成分的吸收，從而發揮解毒作用。

乾薑也有類似甘草的解毒作用。《本草綱目》稱：「生薑解半夏、南星、烏頭、附子及鳥獸肉毒。」透過對附子與乾薑合煎液的化學成分進行分析，毒性較大的雙酯型生物鹼含量降低。乾薑能夠抑制附子中毒性較大的雙酯型生物鹼的吸收，使其在小腸中的生物利用度明顯降低，最終達到減毒的作用。

2. 四逆湯的增效機制研究

甘草對附子的增效作用主要表現在附子中的水溶性部分與甘草中的甘草酸和黃酮類成分之間的協同作用。附子無薑不熱，兩藥相須配伍為用經常出現在各類方劑中，尤其是在心血管方面，乾薑與附子有相似的作用，配伍後可增強心力衰竭大鼠的

心肌收縮力，減少心肌能量需求，改善冠狀動脈血流量，達到回陽救逆的目的。

第二節　主要組成藥物的藥理研究

一、附子

1. 附子的化學成分

附子為毛茛科植物烏頭子根的加工品，始載於《神農本草經》。其主要成分為二萜類生物鹼，包括C19型和C20型二萜類生物鹼。C19型二萜類生物鹼種類較多，根據C8和C14位取代基團結構的不同，可分為雙酯型、單酯型和醇胺型。研究顯示烏頭鹼類對熱不穩定，在高溫煎煮過程中，C8位的乙醯基先水解，轉化成單酯型苯甲醯烏頭原鹼類，繼續水解則脫去C14位的苯甲醯基，生成醇胺型烏頭原鹼類。

2. 附子的毒理學研究

雙酯型二萜類生物鹼（烏頭鹼、新烏頭鹼和次烏頭鹼）是附子的毒性成分，易導致嚴重的心律失常、呼吸抑制和休克，甚至死亡。其毒性機制研究很多，主要與Na^+、K^+通道的改變、能量代謝障礙和細胞凋亡等有關。故臨床上使用附子必須經過

浸泡－漂洗－煎煮，或加豆腐、甘草、黑豆共製等炮製方法，將劇毒成分水解為毒性較小及很小的單酯型和醇胺型生物鹼。

3. 藥理作用

(1) 抗炎作用和對內分泌的影響

　　大鼠口服附子 20％煎劑 2.5ml/100g 或 50％煎劑 2ml/100g 對甲醛或蛋清引起的大鼠踝關節腫均有非常顯著的抑制作用（$P < 0.01$）。製附子煎劑 0.5g/kg 亦能非常顯著地抑制大鼠蛋清性足腫。生附子的甲醇提取物能抑制蛋清引起的小鼠腹腔血管滲透性增加和角叉菜膠引起的踝關節腫。大鼠口服 300mg/kg 對踝關節的佐劑性關節炎的作用比口服 50mg/kg Phenylbutazone 強；口服 30mg/kg 時，對棉球肉芽腫的抑制作用比口服 20mg/kg Cortisone 強。附子水煎醇沉液（每 1ml 相當於生藥 2g）腹腔注射不同劑量給予大鼠，對蛋清性關節腫脹具有不同的抑制作用，其強度與藥物劑量呈正相關。

(2) 鎮痛、鎮靜和對體溫的影響

　　附子（0.1～1）g/kg 能抑制壓迫大鼠尾部引起的疼痛和腹腔注射醋酸引起的小鼠扭體反應。附子水煎醇沉液（1ml 相當於 2g 生藥）腹腔注射給予小鼠，可提高小鼠的痛閾值。小鼠口服生附子冷浸液能延長環己巴比妥鈉的睡眠時間，減少自主運動，並能降低體溫達 2 小時之久，而製附子在相同劑量下則無上述作用。但在寒冷情況下，附子冷浸液和水煎劑均能抑制寒

冷引起的雞和大鼠的體溫下降，甚至使降低的體溫恢復，延長生存時間，降低死亡率。附子水煎劑 20g/kg 灌胃給小鼠，可非常顯著地延長受寒小鼠的存活率（$P < 0.01$）。附子水煎劑能顯著對抗小鼠水浸壓力和大鼠鹽酸損傷性潰瘍；還能顯著對抗蓖麻油和番瀉葉引起的小鼠藥物性腹瀉，在熱板法等中的鎮痛作用等，被認為是附子溫中止痛的藥理學基礎。

(3) **對心血管系統的作用**

①強心和升壓作用：去甲烏藥鹼是附子中的強心成分之一，含量甚微。它對心血管系統的作用很強，能明顯增加離體蛙心、在位兔心和豚鼠衰竭心臟的心肌收縮力，向麻醉犬靜脈注射（1～2）μg/kg 後，左心室壓力上升最大速率和心輸出量均增加，冠狀動脈、腦和外周動脈以及全身血管阻力降低，心肌氧耗量增加，大鼠培養心肌細胞搏動頻率和幅度也增加。上述作用可被 Propranolol 阻斷，這些都與異丙腎上腺素的作用相似。附子中的去甲豬毛菜鹼是一種弱 β- 興奮劑，它能興奮豚鼠離體心房，增加收縮的頻率，靜脈注射能升高正常和毀脊髓大鼠血壓，加快心率，而毀脊髓大鼠對去甲豬毛菜鹼的升壓作用比正常大鼠更敏感，因而認為去甲豬毛菜鹼對 β 受體及 α 受體均有興奮作用。

②對心率和心律失常的影響：去甲烏藥鹼能加速心率，對實驗性緩慢型心律失常有改善作用。臨床觀察也證實了去甲烏藥鹼對緩慢型心律失常有明顯的治療作用。靜脈注射後，患者

的心率均有不同程度的增加，竇性心動過緩恢復到正常水平，竇房阻滯和結區房室傳導功能得到改善，從而使傳導阻滯減輕或消失，其機制主要為縮短 A-H 間期。實驗還顯示，去甲烏藥鹼和異丙腎上腺素對 β- 腎上腺素能受體的親和力相似，但內在活性明顯小於異丙腎上腺素。從而直接證明去甲烏藥鹼是 β- 腎上腺素能受體部分激動劑。對氣管 $β_2$ 受體也有明顯的激動作用，此作用比直接激動心肌 $β_1$ 受體強。為解釋附子的回陽救逆提供了部分證據。

③對休克的影響：附子水溶部分 2mg/（kg·min）或 1 次 30mg/kg 靜脈滴注給予由內毒素引起休克的貓。結果可明顯對抗主動脈壓力（BP）、左心室收縮壓力（LVP）和左心室壓力上升最大速率（LVdp/dt，max）的降低和減慢心率並延長生存時間。說明對內毒素引起的休克有治療作用。

④對血流量的影響：附子有擴張外周血管的作用，附子煎劑可明顯擴張麻醉犬和貓的後肢血管，烏頭煎劑也有此作用。靜脈注射附子水溶部分 7.5mg/kg、15mg/kg 和 30mg/kg，可使麻醉犬股動脈血流量分別增加 30%、70% 和 129%，阻力降低，作用可維持 10min 左右。此作用可解釋用附子後四肢變暖的原因。

⑤對心肌缺血的影響：附子注射液和水溶部分對急性心肌缺血有明顯的保護作用。明顯延長小鼠耐缺氧時間，降低鹼性磷酸酶活性。對抗垂體後葉素引起的大鼠急性心肌缺血；顯著

減少結紮前降支引起的麻醉犬心外膜電圖 ST 段的提高以及 ST 段升高的總數。

⑥其他作用：附子水提物能明顯延長白陶土部分凝血酶原時間及凝血酶原消耗時間。附子強心注射液（每 1ml 含去甲烏藥鹼 3mg）4ml，加入 5％葡萄糖注射液 400ml 中，分別於犬急、慢性病竇模型中維持靜脈注射，同時進行心房內調搏測定竇房結恢復時間（SNRTc）及心外膜起搏點標測。結果發現附子注射後降心率加快，SNRTc 縮短外，心臟的起搏點也發生移動，絕大多數的次級起搏點上移至竇房結區，為臨床治療病態竇房結症候群提供了依據。附子水提物有促進血小板聚集等作用。烏頭多糖有降低血糖作用。

(4) 對免疫功能的影響

觀察附子注射液對小鼠血清溶菌酶活性、血液抗體及脾臟抗體細胞和對豚鼠血清補體含量的影響，發現可提高小鼠體液免疫功能及豚鼠血清補體含量，但對小鼠血清溶菌酶活性無明顯影響；以 RE 花環及細胞轉化實驗研究對機體細胞免疫影響時發現，附子注射液可使 T 細胞和 RE 花環形成細胞明顯上升，0.4ml/（kg·d）共 9 天（皮下注射），可使兔淋巴細胞轉化率顯著上升，與對照組比較（$P < 0.01$）。

(5) 對陽虛動物模型的作用機制

用高效液相色譜－電化學檢測聯用，以樟腦磺酸為離子對試劑，測定 Cortisol 陽虛大鼠及正常大鼠下視丘單胺類神經遞

質，觀察助陽藥附子的效果。結果顯示：Cortisol 陽虛大鼠下視丘去甲腎上腺素（NA）較正常大鼠下降，腎上腺素（A）升高（P 均＜ 0.05），用附子後恢復正常。

二、乾薑

1. 乾薑的化學成分

乾薑為薑科植物薑的乾燥根莖。乾薑與生薑成分類似，主要含精油和辛辣成分兩大類。精油成分以 β- 水芹烯、莰烯等為主。辛辣成分主要有薑辣素、薑烯酚和薑酮等酚類成分，薑酚是其主要的活性成分。

2. 乾薑對心血管系統的作用

改善心功能作用：乾薑提取物能改善戊巴比妥鈉所致兔急性心力衰竭的心肌舒縮效能，減輕心力衰竭症狀，降低心肌耗氧量，改善血流動力學，保護心肌細胞。

改善血液循環作用：乾薑提取物抑制去甲腎上腺素誘導的血小板聚集效果與阿斯匹靈類似，其抑制率可達 100%。

抗氧化作用：薑在體內和體外都具有顯著的抗氧化作用，對缺氧缺糖引起的乳鼠心肌細胞損傷有明顯的保護作用，明顯提高過氧化氫酶和穀胱甘肽過氧化酶的水平，清除氧自由基，其效果可與抗壞血酸相當。

3. 對消化系統的作用

生薑對 0.3mol/L 鹽酸所產生的胃黏膜損傷具有明顯的保護作用。

生薑對壓力性刺激所致胃損傷的作用：將大鼠分為 3 組，即①對照組、②生薑組和③消炎痛加生薑組。用棉繩將動物四肢捆綁在鐵絲網上，放入 20℃冷水池中，水面平劍突處。③組動物於束縛水浸之前 2 小時給予腹腔注射消炎痛（5mg/kg），①、②組腹腔注射等量的生理鹽水。②、③組動物在放入冷水之前 3 小時和放入冷水後 6 小時，分別腹腔注射 10%生薑煎劑 2ml，①組腹腔注射等量的生理鹽水，9 小時後處死動物，測量每個胃黏膜損傷的數量及嚴重性。結果：生薑組與對照組相比較，差異顯著（P ＜ 0.05），生薑組胃黏膜損傷的數量及嚴重性最小。

生薑對幽門結紮大鼠胃酸分泌的影響：為觀察生薑對胃黏膜的保護作用是否與抑制胃酸分泌有關，將大鼠在乙醚麻醉下，剖腹結紮幽門，然後縫合腹壁，腹腔注射 10%生薑煎劑 2ml（生薑組）或生理鹽水（對照組），4 小時後將動物處死，剖腹結紮賁門，將胃取出，在胃大彎靠近幽門處剪一小口，將胃液收集在刻度離心管內。測定 4 小時的胃液及總酸度，計算總酸排出量。結果顯示，10%的生薑煎劑 2ml 腹腔注射可刺激幽門結紮大鼠胃液的分泌，其胃液的總酸度和總酸排出量均比對

照大鼠顯著增加（P < 0.05）。

　　根據上述 3 種實驗顯示，口服 10％生薑煎劑可顯著降低 0.3mol/L 鹽酸和束縛水浸所致的大鼠胃黏膜損傷。其保護作用機制可能是由於生薑刺激胃黏膜合成和釋放具有細胞保護作用的內源性 PG 所致。在使用消炎痛阻斷胃內源性 PG 合成後，生薑對胃黏膜的保護作用即消失。10％的生薑煎劑還可刺激胃酸的分泌，可能是透過不依賴 PG 的機制，生薑的上述兩種作用表面上看來似乎相矛盾，但實質上是統一的：刺激胃液分泌以促進消化功能，同時又保護胃黏膜免受胃酸的作用。可能由於合成的 PG 量較少，或合成對胃分泌無抑制作用的 PG，所以未能顯示 PG 對胃分泌的抑制作用，而僅產生對胃黏膜的保護作用。因胃黏膜細胞保護作用所需的 PG 的量遠小於其抑制胃分泌所需的量。

4. 抗菌、抗原蟲作用

　　生薑的水浸出劑對傷寒桿菌、霍亂弧菌、堇色癬菌及陰道滴蟲均有不同程度的抑制作用。生薑有防止血吸蟲卵孵化作用，特別是提取物中含有酮性成分時作用更強，用薑粉及薑水提物的片劑或薑酮類成分的片劑給予血吸蟲病患兒，可使蟲卵計數下降，說明對體血吸蟲有一定的殺滅作用。

5. 其他作用

生薑中含的薑醇可使神經末梢某些活性物質釋放，如使神經元釋放出 P 物質、生長抑素、腸促酶肽、血管活性腸肽等。用大鼠小腸還流法對磺胺脒的吸收促進作用進行研究，結果顯示，生薑水提物有顯著的吸收促進作用，增強其生物利用度。

三、甘草

1. 甘草的化學成分

甘草為豆科植物甘草、脹果甘草或光果甘草的乾燥根及根莖。其主要有效成分為三萜皂苷類和黃酮類。甘草酸又名甘草甜素，是含量最高的皂苷類物質，口服後很難以原形狀態被吸收，經胃腸道細菌水解生成甘草次酸後吸收入血。

2. 甘草對心血管系統的作用

抗心律失常：炙甘草湯為治療「心動悸，脈結代」的名方，現代廣泛應用於冠心病、心絞痛和期前收縮患者的臨床治療。

心肌保護作用：貓的心肌缺血－再灌注損傷實驗證實甘草酸單銨鹽能抑制血清中磷酸肌酸激酶（CPK）和乳酸脫氫酶（LDH）的釋放，降低脂質過氧化產物丙二醛（MDA）的含量，明顯增加超氧化物歧化酶（SOD）的活性，保護心肌細胞。

3. 解毒作用

甘草酸或其鈣鹽有較強的解毒作用,對白喉毒素、破傷風毒素有較強的解毒作用,對於一些過敏性疾病、動物實驗性肝炎、河豚毒及蛇毒亦有解毒作用。

4. 抗炎及抗變態反應

甘草次酸對大白鼠的棉球肉芽腫、甲醛性浮腫,結核菌素反應、皮下肉芽囊性炎症均有抑制作用。甘草酸銨、甘草次酸鈉能有效影響皮下肉芽囊性炎症的滲出期及增生期,其作用強度弱於或接近於 Cortisol。甘草酸的各種製劑的抗炎作用,以琥珀酸鹽的活性較高,但毒性亦大。

5. 祛痰作用

能促進咽喉及支氣管的分泌,使痰容易咯出。

6. 鎮咳作用

甘草次酸衍化物對豚鼠及貓的實驗性咳嗽均有顯著的鎮咳作用。

7. 對胃潰瘍的抑制作用

甘草的水提出物有保護胃黏膜，治療胃潰瘍的作用。據臨床與藥理研究室觀察，甘草水提物能增加胃黏膜細胞的「己糖胺」成分，使胃黏膜不受傷害。

8. 對胃液分泌的影響

甘草流浸膏灌胃後，能吸附胃酸，故能降低胃酸濃度，但吸收後也能發揮作用。對基礎分泌量亦有抑制作用。

9. 解痙作用

甘草煎劑、流浸膏對動物離體腸管均有抑制作用，對乙醯膽鹼、氯化鋇、組織胺等引起的腸痙攣有解痙作用。甘草對動物離體腸管及在體胃均有鬆弛作用。

10. 抗肝損傷作用

甘草對於動物實驗性肝損傷，使其肝臟變性和壞死明顯減輕，肝細胞內蓄積的肝醣及核糖核酸含量大部恢復或接近正常，血清麩丙轉胺酶活力顯著下降，說明甘草具有抗肝損傷的作用。

11. 腎上腺皮質激素樣作用

甘草能使多種動物的尿量及鈉的排出減少，鉀排出增加，血鈉上升，血鈣降低，腎上腺皮質小球帶萎縮。甘草能使尿中游離型 17- 羥皮質類固醇排泄增加，結合型減少，小劑量表現胸腺萎縮，腎上腺重量增加，束狀層幅度加寬，腎上腺維生素 C 含量降低等。甘草能顯著增強和延長 Cortisol 的作用。甘草產生腎上腺皮質激素樣作用的原理，有人認為甘草次酸的化學結構與腎上腺皮質激素相似，作用也相似，係一種直接作用；也有人認為是一種間接作用即甘草次酸抑制了腎上腺皮質固醇類在體內的破壞，因而血液中皮質類固醇含量相應增加，而呈現較明顯的腎上腺皮質激素樣作用。

12. 抗乙醯膽鹼作用

甘草有對抗乙醯膽鹼的作用，並能增強腎上腺素的強心作用。

13. 抗癌作用

甘草次酸對於大白鼠實驗性骨髓瘤及腹水肝瘤均有抑制作用。對小白鼠艾氏腹水癌均有抑制作用。

14. 甘草與芫花合用有相反作用

二者共浸組的毒性較分浸組顯著增高，芫花與甘草同用，利尿、瀉下作用受到抑制，能增強甘草毒性。

第二章

經方現代應用與拓展研究

　　四逆湯出自漢代張仲景的《傷寒論》，為歷版藥典所收載的成方。本方由製附子、乾薑、甘草組成，藥雖僅僅三味，但卻蘊含著深刻的辨證組方思路。四逆湯功效為回陽救逆，主治少陰病。症見陽虛欲絕、冷汗自出、四肢厥逆、惡寒蜷臥、嘔吐不渴、腹痛下利、神衰欲寐、舌苔白滑、脈象微細等。在現代臨床中應用廣泛，並均收到良好的療效。

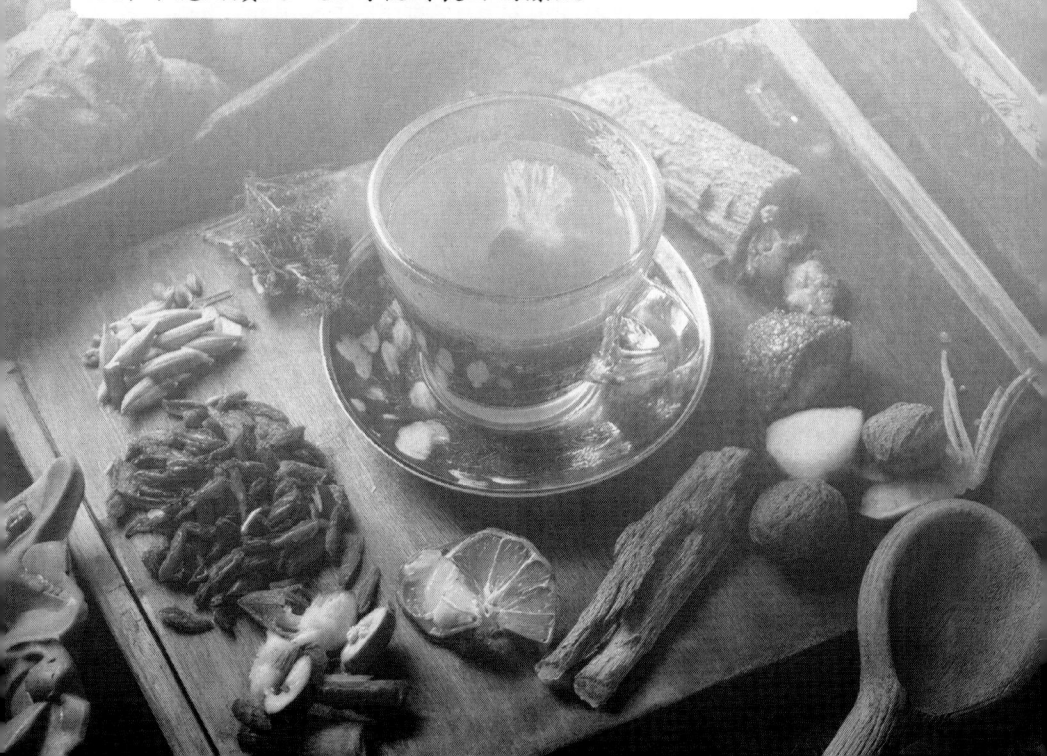

第一節 《素圃醫案》「傷寒治效」中四逆湯的應用淺談

一、四逆湯以回陽救逆為核心

四逆湯源於《傷寒論》第 323 條:「少陰病,脈沉者,急溫之,宜四逆湯。」組成為附子(一枚,生用,破八片),乾薑(一兩半),炙甘草(二兩)。關於原文方名存在兩種爭議,一種認為本方主治少陰寒化證陰盛陽虛而致的四肢逆冷,故方名四逆湯;一種認為應為「回逆湯」也即「回陽救逆」的意思,根據遣唐使帶去日本所抄錄的《古本康平傷寒論》(年代顯然比現存的宋本《傷寒論》要早),且從文理上解讀也應是回逆。關於方劑內涵,呂英認為,四逆之名其內涵對應人體生命而言是土不能伏火之意,此方之宗旨是火生土、土伏火。附子之功效是欲達到釜底少火生氣,使北方之坎卦能正常發揮其二陰抱一陽應有的作用。乾薑、炙甘草執中州,乾薑之辛溫本質是迎陽歸舍,炙甘草為佐藥,一者取其益氣溫中,二者解毒,三者調和諸藥。主治心腎陽衰之臟厥或少陰病(四肢厥逆,惡寒蜷臥,嘔吐不渴,腹痛下利,神衰欲寐,舌苔白滑,脈微),為回陽救逆的代表方劑。與張仲景《傷寒論》中不同的是,鄭重光在《素圃醫案》「傷寒治效」中運用附子至一兩時可見到,更多的是四逆湯「日進三劑」,「夜投三劑」,足見其重用附子之特色,也更擅於用薑附進行扶陽救逆。

二、「傷寒治效」中四逆湯的加減規律

鄭重光在《素圃醫案》「傷寒治效」中廣泛運用四逆湯進行加減，或加茯苓、人參，或加桔梗，或加人參，或加半夏、茯苓，或加當歸四逆湯，或加豬膽湯，或兼用烏梅丸等，頗具章法。

1. 回陽益陰法

四逆湯加茯苓、人參，即茯苓四逆湯，適宜於少陰陽虛，陰液不繼的病症。茯苓感天地太和之氣化，不假根而成，能補先天無形之氣，安虛陽外脫之煩。人參配茯苓，補下焦之元氣。《金鏡內臺方議》云：「四逆湯以復陽氣，加人參、茯苓以復陰氣也。」吳隱南案「因大勞後得時疫，初病但發熱身痛，胸脹作嘔……不知連日所服何藥，已傳少陰，將致亡陽」，遂立方茯苓四逆湯。

2. 回陽利咽法

四逆湯加桔梗，適用於少陰寒證、咽喉無音的病症。四逆湯中甘草與桔梗並行，同為舟楫之劑，薑附溫裏回陽，共奏破陰回陽利咽之功。葉奉宇媳案「孕三月，惡寒嘔吐，腹痛下利……寒極於下，陽氣不升」，遂以四逆湯加桔梗。

3. 回陽益氣法

四逆湯加人參，即四逆加人參湯，適用於虛寒下利、陽亡液脫真陽外越之證。汪象成兄令眷案「兩尺脈全無，嘔逆不已，手足厥冷……此真陽飛越」急用四逆加人參。方純石兄案「兩頤腫痛，先為瘍科所醫……至八日見招，腫勢將陷，寒熱交作……又傳入少陰」，遂用大劑四逆湯加人參三錢。

4. 回陽溫散法

四逆湯加當歸四逆湯，適用於厥陰病陰陽錯雜寒熱並見宜表裏兼溫者。又令媳汪宅未出閣閨女案「甲申春月，感寒喉痛……此脈沉寒痼冷，未經溫散，直入於裏」，此法當表裏雙溫，逼寒外解，鄭用當歸四逆湯溫經散寒加四逆湯回陽救逆。

三、「傷寒治效」中四逆湯的應用特點

1. 有大小，據症而施

四逆湯中君藥附子的劑量在「傷寒治效」中有二錢、三錢、五錢、七錢五分、斤許等類，依病情輕重斟用，如吳季履兄案中「因冷極於內，逼其陽於外……幸神氣未昏，手足未厥」，用附子斤許。湯劑服法有日服一劑、日服三劑、夜投三劑、日進四劑、三日九劑等，病勢危重，服用更甚重劑。如吳雲翼兄案

「現亡陽煩躁,狂呼撫几而立……急用四逆湯加人參三錢,夜投三劑」。此亦表現鄭重光重用薑附之特色,突顯火神派風格。

2. 形相參,善辨虛

臨證之時,需用四逆湯劑的病症都頗顯危重。鄭重光每每能條分縷析,層層剝筍。續溪堪輿案「其語音清響,身輕自能起臥,無煩躁下利厥逆等證,病脈似少陰,而實太陰也」。此證內實似虛,冷證似熱,其用四逆湯加人參,作太陰霍亂治法。汪次履兄案「蓋府氣本於腎,脈既細緊,斷非胃熱……此為少陰身熱可知」,此真寒假熱之頑疾,據其脈證立方茯苓四逆湯加桂枝、半夏,用藥一個半月乃癒。

3. 深諳藥理,知所宜避

方安止郡丞案「因病重,又請一醫參治,見舌黑而滑,作腎虛,用八味地黃湯加人參……因吐汗多,遂致亡陽……急用真武湯換乾薑,每劑人參五錢,附子三錢……方得神清利止」,本案前醫用八味地黃湯與溫陽之旨相悖,鄭熟知扶陽勿夾陰藥,果斷將生薑換為乾薑。又邵子易兄案「素有中寒痰證,數日腹中微痛……先醫者已用炮薑附子蒼朴溫消……少陰證全,此因前之蒼朴耗氣,繼用白朮閉氣,是以不效也。但久痛傷氣,須急扶陽,不宜疏氣。」

4. 中知人事,「暗渡陳倉」

《素問·氣交變大論》曰:「夫道者,上知天文,下知地理,中知人事。」四逆湯中附子毒性很大,常人不敢輕服。鄭重光每每遇此先暗投附子,取效後再相告,恐病家疑畏。又令郎年十五歲案「因夏月貪涼食冷,致仲秋發熱腹痛……此內真寒而外假熱,少陰病也,用茯苓四逆湯,暗投附子」。楊紫瀾兄案「今已手足厥冷,脈已沉細,若不急溫,必加下利……而楊兄素惡熱藥……暗投附子二錢」。

四逆湯始創於張仲景,大膽廣用於火神派。因肝腎同源、乙癸同源,四逆湯力能溫補命門真火,並能助肝陽。《素圃醫案》「傷寒治效」中四逆湯扶陽以各種加減形式主要運用於少陰病,鄭胸有定見,不畏謗議,熟諳熱藥之理,常起沉痾頑疾。從所載醫案中可以看出鄭重光尤重陽氣,喜用附子,擅用四逆湯,加減靈活,特色突出,不愧為火神派前期的一代扶陽名家。值得一提的是,在「傷寒治效」中還附有誤治案,「存為舌鑑」,足見鄭重光治學為醫之精誠。

第二節　鄭欽安、盧崇汗等火神派對四逆湯的認識

　　所謂四逆法就是附子、炙甘草、生薑，無論是外感還是內傷，盧氏都更善用自己的四逆法代替仲景的四逆、白通等方，溫復三陰病陽氣。四逆湯是附子、炙甘草、乾薑，乾薑變成生薑，擴大了運用範圍。四逆湯中重用炙甘草，四逆法中則往往輕用炙甘草，因為甘草重用有礙中之弊。四逆用乾薑是正四逆，是患者出現脈微肢厥，真正用來回陽救逆，乾薑取其溫守的作用。四逆法作用不在回陽救逆，而在溫腎納下，生薑是一味很活潑的藥，即可以溫中散寒，又可以暖下，且能通神明、除臭氣功能較多，如果陽氣很差的患者已經有浮越之象，所以患者怕熱，除陽虛內寒，感受外寒隨時有可能，處理不好會影響裏證的治療，生薑用到 60g 就能好好地處理這個問題。臨床上大多數危重患者和慢性患者都要以這個法來收工，四逆法是收工之法也是治療的真正目的，其他法都是手段為收工做準備，但沒有準備工作，收工是很難的。四逆法中不但用乾薑，還用生薑，有時候還用炮薑、煨薑，甚至諸薑同用。以四逆法作為收工之法是盧氏在鄭欽安思想指導下的一大跨越。

　　鄭欽安認為四逆湯中，附子味辛而不香，偏於直走下元；乾薑辛而香能夠驅散群陰、蕩滌陰邪，能夠引附子直接歸舍、直走下元；甘草性甘，有伏火的作用。

盧氏在四逆湯的基礎上提出了桂枝法，把鄭欽安蕩滌陰邪、宣導前驅的作用從四逆湯中移除來，使處方效果更加單純和直接，為引陽歸舍做準備，也就是為四逆法的收工做準備。也就是使用桂枝法撥通阻塞的上、中、下三焦。上焦不通宣上焦，中焦不通撥中焦，然後再慢慢地納下收功，收工時常常使用納下填精法，使水火既濟，命根永固。藥物的使用始終抓住四逆扶先天元陽這一個基本點，所以用藥大多數是辛溫熱藥：附子、乾薑、生薑、肉桂、桂枝等其目的就是扶助坎中一陽。盧氏曾言，如果能活法圓通地運用四逆法、桂枝法，臨床問題能解決九成以上。

另外陽虛、陰虛本是根據正邪關係而言。一般來說陽虛總緣陰盛，陰虛總緣火盛。盧氏認為，坎中一陽為人身立命之本，人體的生、長、壯、老、已都由坎中一陽的狀態決定，而且萬病都源於一元陽氣損傷。無論陰證、陽證都是以人體陽氣的狀態來決定疾病的預後及轉歸。所以扶陽學派治療疾病尤其注重扶助坎中一陽。

一、火神派對附子的認識

火神派，又名扶陽學派，因善用乾薑、附子而著名。附子味辛、大熱、有毒。功用：可回陽救逆、補火助陽、散寒止痛。臨床用量，少則 0.3g，多則 600g。劑量差別之大絕無僅有。它被稱為百藥之長、熱藥之冠。為扶腎陽第一藥，且附子通行

第二章 經方現代應用與拓展研究

十二經脈，臨證加減變化無窮。它能夠引補氣藥行十二經，以追復失散之元陽；引補血藥入血分，以滋補不足之真陰；引發散藥開腠理，以驅逐在表之風寒；引溫暖藥達下焦，以驅除在裏之寒溼。何紹奇先生評價認為：附子一物，可上可下，可攻可補，可寒可熱，可行可止，可內可外，隨其配伍之異變化無窮，用之得當，療效卓著。在群藥中有不可替代的作用，說它是百藥之長是並不過分的。在對這個藥的這種認識上，《盧氏藥物闡述》認為：「附子大辛大溫大毒，大剛大烈且剛中有柔，能內能外，能上能下，為藥品中最大一個英雄也，這就是附子。用扶陽的理念去治病、去使用附子，以之治人，人健而身輕；以之治國，人和而國泰。以之治天下，億萬年將成盛世也。」因此廣用、重用附子成為火神派一大風格。所謂廣用，一是直接以附子為主藥，最常見的就是四逆輩，鄭氏論述四逆湯的功用時說「凡世間一切陽虛陰盛為病皆可服也」、「此方功用頗多。得其要者，一方可治數百種病。因病加減，其功用更為無窮。予每用此方救好多人，人咸目予為薑附先生」。顯然鄭氏擴展了四逆湯的應用範圍。二是在應證方劑中加入附子，凡見陽虛皆可加用附子。例如，治療寒喘用小青龍湯加附子。邪之所湊，其氣必虛。陽虛則易感受外邪；陽虛則中宮健運之力微，水穀轉輸失職，不能轉化為精微濡養身體，反變為痰涎為患。陽氣不足，腎陽為本，附子加入小青龍湯可配合解表藥祛在表之邪，還可配治標之化痰藥堵住痰飲之來路，實乃標本兼治之法。所謂重用，是相對於現代的中藥藥典所規定的附子使用量（6～

15g）而言。

吳鞠通指出：「治下焦如權非重不沉。」用輕量附子有時會上火，而用大劑量反而火就下去了，這也是扶陽學派重用附子的一個原因。扶陽學派善用經方治病，且單方重劑，大量使用辛溫藥物，薑桂附動則幾十克、上百克，尤其對附子的使用更是駭人聽聞。這是引起世人對扶陽學派爭議的一大原因。

二、扶陽學派與溫補學派區別

鄭欽安明言：「仲景一生只在邪正上論偏衰，今人只在一氣上論偏衰。」一語道破扶陽學派與溫補學派的區別。也就是說鄭欽安認為的陽虛、陰虛是相對於邪氣來說，所以陽虛總緣陰盛；而陰虛總緣火邪為盛。並且鄭欽安認為陽虛一分則陰盛一分，人體自身的真陰真陽是相等的。

總而言之，鄭欽安以元氣論為基礎，強調陰陽合一的思想；在陰陽合一的前提下，又提出陽主陰從的關係。明代溫補學派的張景岳、趙獻可等，他們在陰陽的關係上，多強調陰陽互根，即善補陽者，必於陰中求陽，故在補火的同時亦重視滋水；故一派養陰之品中雜一二味補火之品，而仲景立法之祖於純陰無陽之證，只用薑附草三味即能起死回生，並不雜一味養陰之品。鄭欽安強調陽主陰從，重視扶持陽氣，特別在治療虛勞之證上，更與溫補學家的方法迥異。正是由於對元氣的認識，對陽主陰從思想的重視，使鄭欽安對中醫理論產生獨特創新而不

第二章　經方現代應用與拓展研究

離經旨的詮釋，有別於眾醫家，而自成一派，為現今學術界帶來中醫研究的新思維。

鄭氏認為：八味丸非補陽之品，陽虛者陰必盛，不可在滋陰，八味丸又名腎氣丸，乃少火生氣之意，乃微微鼓動陽氣，有利於陰液的布散、吸收。實乃滋陰之品。六味、八味丸均可用於熱邪傷陰的不同階段。總之溫補學派講究陰陽並重、用藥溫補兼施，扶陽學派尤重坎中一陽，主張陽主陰從，治病病在陽者，扶陽抑陰，病在陰者，用陽化陰。對於陰證初期治療講究單刀直入，很少夾雜陰藥，待陰邪化去真陽已復，鄭氏用一劑滋陰藥將陽氣斂住使陽有所附，陰陽自然互根互用。盧氏治療陰證在陰邪化去可用丸散緩圖之，或在補陽藥中按一定比例新增補氣、填補精血之品以求陰陽平衡。

盧氏認為：仲景一生全在四逆、承氣二方，然四逆乃經法、承氣乃權法。意思是說顧護陽氣是根本，清熱法只是疾病發展過程中針對正氣未衰、裏熱已熾盛的權宜之法。鄭欽安明言治病之法傷寒已定，因此中醫祝味菊使用的是傷寒的方法治療溫病。他對於附子一味的運用頗有其理論依據。

祝味菊以「五段」論傷寒，將傷寒病的發生發展過程分為五個階段，而劃分此五個階段的標準在於人體的「抗力」盛衰，這是對仲景傷寒六經辨證的獨特發揮。祝氏認為附子有鼓舞人體抗力的作用，故附子的運用應基於人體抗力不足的病理狀態。對於抗力有餘，則並不強調附子的運用。祝味菊對附子的配伍

下篇　現代研究

運用也十分靈活，如附子配石膏、附子配羚羊角、附子配磁石等，用量也有限，並不是一味重用、濫用附子。對於溫病，出現明顯的邪熱傷陽的症狀：如果出現神志漸昏及口渴引飲，但小便量多。臨證之時他常採用少量之麻、桂，使患者微微發汗，帶走多餘之熱量，避免體溫過高；陽不患多，只須密藏。發熱乃是元氣在做功抗邪，是相火不在位的表現。祝味菊採用溫潛之法使相火歸位，使外來之壯火密閉為在位之少火，常用磁石、龍齒、茯神等溫潛亢陽；用附子強心，維持正氣之抵抗能力；南方多溼，採用半夏、蒼朮以祛溼。治癒了許多溫病學家治不好的病案。彌補了溫病存陰尤易，通陽最難的缺憾。

「扶陽」心法的根本目的是針砭時弊，其根本精神是在針砭當時醫家不辨陰陽寒熱，而恣用寒涼的弊端。因此可知，鄭氏之所以在其著作中以大量篇幅闡述陽虛證，倡用溫熱治法，目的是在於糾時風濫用寒涼之偏，本質是強調辨證論治。

三、扶陽醫案

茲舉扶陽名家醫案，每案舉一種證型，以求理論連繫實際使讀者更容易理解扶陽學派辨證論治思維。

◎案

郭某，男，50歲。患前列腺增生，水腫2年，排尿不暢、排尿時間長、尿等待、尿分叉，飲食、睡眠及大便均無明顯異常，脈濡。證屬脾腎陽虛氣化功能失常，前列腺水溼內停，增

生肥大壓迫尿道。治以溫陽利水。

處方：製附子60g，茯苓30g，白朮30g，生薑7片，乾薑30g，淫羊藿15g。

7劑水煎服，自服藥起，每日水瀉數次，7日後腹瀉停，小便恢復正常，癒。

按前列腺位於小腹部位，真武湯出自《傷寒論》治療少陰寒水之方，由於陽虛陰盛，所以去白芍防戀邪，同時加入淫羊藿溫陽祛淫，加乾薑含四逆之意，腹瀉乃陰邪化去從大便而走。

◎案

王某，女，37歲。2007年10月9日初診。主訴：連續騎車外出勞累後，牙齦出血，刷牙時顯著。症見：舌淡苔白，稍乏力，脈稍緩。診斷為陽虛出血。辨證為虛火上炎，熱擾血絡，血溢脈外。

處方：製附子15g，乾薑10g，炙甘草25g。

按藥進1劑血止，自感精力充沛。《黃帝內經》云：陽氣者，煩勞則張。且陽不患多，只須密藏，四逆湯原為回陽救逆第一方，亡陽雖與虛火上炎的牙齦出血有天壤之別，但病因都屬陽氣虛損，只是程度不同而已，且附子辛散而不守，所以用大於附子劑量的炙甘草來制約它的辛散，使之補陽作用持久。用補陽的方法治療這種自覺上火的牙齦出血充分表現了《黃帝內經》治病必求於本的思想，所以療效顯著。

下篇　現代研究

◎案（慢性腎炎合併尿毒症）

某，男，57歲。1995年5月17日初診。主訴：慢性腎炎18年，半月前由感冒引起噁心、嘔吐、周身浮腫、腰痛，小便減少。尿液常規：蛋白（＋＋＋＋），RBC（＋＋），西醫診斷為慢性腎炎急性發作。西醫處理後噁心、嘔吐加重，全身疼痛，腰疼更明顯。腹部脹滿，全身水腫，每日小便量不足400ml，大便不爽，解便困難。尿液常規檢查，蛋白（＋＋＋＋），RBC（＋＋），WBC（＋），腎功能檢查，尿素氮（BUN）19.63mmol/L，肌酐（Cr）832μmol/L，建議透析，沒有接受。症見：面色蒼白，脈洪、弦，重按尺不及寸，舌苔黃、黑、厚膩，舌質少津。中醫診斷為腎厥。治以扶陽瀉下。

處方：製附子90g（先煎2小時），大黃20g，芒硝15g，茯苓25g，澤瀉15g，法半夏20g，砂仁15g，陳皮15g，炙甘草5g，生薑90g，3劑。

二診：患者感覺好一些，能夠吃少量東西，大便每日3～5次，黑醬色。

三診：在上方基礎上稍做改動，7劑。藥後小便量增加，大便每日3～4次，醬黃、稀糊狀，全身浮腫減輕，嘔吐減少，飲食增加，餘症均減。

四診：在上方基礎上稍做改動，服到20劑，身腫全部消退，不噁心嘔吐，其他症狀大大減輕，小便量每日2,000ml，大便每日2～3次，稀黃狀，舌質淡、瘀氣減輕，舌苔轉為潤澤的

第二章 經方現代應用與拓展研究

白膩苔。脈象洪弦轉為沉細。尿液常規檢查，蛋白（＋），WBC（0～＋＋＋）。腎功能檢查：BUN 12.3mmol/L，Cr 254.5μmol/L。繼用扶陽瀉下法，大黃、芒硝各減5g，製附子增加到120g，根據病情，增加黨參、黃芪、巴戟天、菟絲子、肉桂。又服了60多劑，腎功能正常。改用扶陽填精法。

處方：製附子150g，白朮15g，砂仁15g，巴戟天25g，益智仁30g，菟絲子20g，淫羊藿30g，炙甘草10g，生薑120g。

共用藥三個多月，中間稍有一些增減。最後用這個方做成丸散以善後。10年後多次檢查腎功能均正常。

按中醫講久病及腎，也就是坎中一陽不足，導致了氣化失職，水毒存留，不能排出體外，損傷腎臟。形成了尿毒症、腎厥。治療上主張溫扶坎中一陽，輔以泄濁祛邪。附子溫扶先天坎中之陽，使腎水沸騰，氣化功能增強，加強利尿作用。在扶陽的前提下，用芒硝、大黃峻下，把血中的水毒透過腸道排出體外，減輕了腎臟的過濾負荷。方中的茯苓、澤瀉等，利尿，逐漸恢復腎主水的功能，再用黨參、黃耆助附子益氣扶正。這就使久用瀉下峻藥而不傷精、傷正。再用砂仁納五臟之氣歸腎，陳皮、炙甘草行氣和中，能夠增強食慾，有助於恢復體力。

腎病患者在後期呈現一些舌體變瘦，舌苔變黃、變燥、變黑，大多數腎病的患者舌苔都是以黃、黑、厚膩為多，用扶陽瀉下法把患者體內的穢濁之物排出體外，使胃中的濁氣下降。舌苔的顏色，由黑逐漸變為常色，口中的氣味逐漸減小。腎脈

當沉,沉為常脈,死腎脈在指下,有一種奪索的感覺,是弦、洪的一種現象。不是陽盛、陽亢的表現。使用扶陽瀉下的法則,使腎功能恢復,尿素氮、肌酐逐漸降低到正常,脈象最終恢復為沉緩或沉細,治療就到位了。(《盧崇漢醫案》)

扶陽學派在仲景《傷寒論》的基礎上,根據正邪的關係明列陰虛、陽虛兩證。在明辨陰陽的基礎上對疾病進行治療,力求治病求本。其學術思想糾正了許多錯誤的辨證;也改變了中醫作為慢郎中和只能治療慢性病的模式;其治病求本,尤重先天一點真氣,也表現了中醫治未病的思想。其陰陽辨證之精確,尤其是對陰火的闡釋,實為中醫學瑰寶。其立法用藥強調陽主陰從,無論從傷寒到溫病、從外感到內傷處處以顧護人體陽氣為主,只要有陽氣不足的表現都可應用扶陽藥物。扶陽範圍超過了張仲景和王好古的陰證範圍,並且對溫補學派、溫病學派和朱丹溪的相火論有更深刻的認識,所以處方用藥與以上幾派方法迥異。其見解多發前人所未有,攬天下所有學派於陰陽之中,於紛繁複雜的疾病現象還原疾病之本質。當今社會疾病表現更加變化多端,新病怪病層出不窮,苟能撥雲散霧看到疾病本質,則治病水平上工而已。其治療陰證尤為擅長,且單方重劑具有明顯的經方特點,鄭欽安認為陽虛總緣陰盛(陰邪盛),並且陽不足則精血也不足。也就是說陽虛陰盛精血不足是當代人的普遍現象。對於陰證,處方用藥,初期講究單刀直入絕少加陰藥,但在陰邪化去後採用丸散緩圖之或與辛味藥按一定比例在湯劑中加入填精之品以求陰陽平衡。其對實熱證的治療也

以顧護人體陽氣為主，在熱病初期階段採用通、下之法使邪去正安，也是扶陽的表現形式。但如果熱病過程出現人體陽氣不足的現象，為防止陰竭陽亡，則採用「病在陰者，用陽化陰」的治療方法。總之，其辨治思維以顧護人體坎中一陽為最終目標。

第三節　名醫醫案

一、李可老中醫運用圓運動理論的臨床經驗

李可老中醫是當代傑出的臨床中醫大家，他善於用純中醫的方法治療急危重症、疑難雜症，從事中醫臨床 50 餘年，常年奔波在臨床第一線，救治各類患者數以萬計，國醫大師鄧鐵濤教稱其為「中醫的脊梁」。李老在講述自己學醫的經歷中提到，接觸到彭子益先生的著作，使自己的中醫思路更加清晰，對中醫的理解更加深刻，在仲景學說以及圓運動理論的指導下，結合臨床實踐，逐漸破疑解惑，對中醫有所領悟。

李可老中醫對《圓運動的古中醫學》一書評價極高，認為其上承《黃帝內經》要旨、仲景心法，以周易河圖中氣升降之理，深入淺出地解析了中醫之奧祕。李老從圓運動學說中深刻理解了「凡病皆為本氣自病」，本氣乃先天之氣與後天氣相合而成，站在臟腑角度可理解為先天腎氣與後天胃氣之融合。先天之氣與後天之氣不可分隔，正如公司資金運轉，先天之氣可喻為固

下篇　現代研究

定資金，後天之氣可喻為流動資金，公司運轉之後流動資金盈利來補充固定資金，固定資金又不斷投入到流動資金，兩者難分彼此。本氣為先天腎氣與後天胃氣構成的混元一氣，疾病乃本氣先病，與外界邪氣相感召而成，故臨床治療應針對人體本氣一氣周流、循環不息之圓運動。李老在臨床上重視圓運動之軸與圓運動之根。《傷寒論》第113方處處表現「保胃氣，存津液」之用意，與圓運動學說中重視中氣相一致。李老認為「六經賅萬病」，而六經中「三陽統於陽明，三陰統於太陰」，陽明胃與太陰脾同屬中土，足陽明胃經戊土之氣下降，彼太陰脾經己土之氣上升，脾升胃降之圓運動形成後天中土之氣。故臨床遇危證，先救胃氣，有一分胃氣，便有一分生機。中氣為後天之本，為圓運動之軸，然「五臟之傷，窮必及腎」，先天腎氣為圓運動之根。凡從中土脾胃論治不效者，應速溫養命門之火，火旺則土自生。

　　在幾十年的臨床中，李老創立了多條行之有效的方劑，每條均暗合圓運動之理，本研究僅從最具代表性的「破格救心湯」來分析立方主旨。「破格救心湯」主要由四逆湯類方及來復湯加減變化而成，臨床應用於心力衰竭的治療。初期，李老發現心力衰竭患者不僅陽氣衰微、陰邪內盛，而且陰體亦不足，故多應用四逆加人參湯為主方，四逆湯破北方之寒邪，復圓運動之根，人參補五臟之精。然此法救治心力衰竭危證只能達到半死半生的效果，部分患者症狀緩解後不久還會復發，不及救治而

死亡。李老看到張錫純之「來復湯」後明白，垂死患者五臟六腑陰陽氣血嚴重散失，回陽救逆可短時間緩解病情，然「元氣之脫，皆脫在肝」，肝屬於足厥陰經乙木之氣，元氣虛極，風木之氣易動，帶動圓運動左路升發之氣過度，又因圓運動之根基已不復穩固，一動則連根拔起，生命不復。山茱萸味酸、質潤，不僅可以助肝之用，更可補肝之體，為「救脫第一要藥」。後李老在破格人參四逆湯中重用山茱萸，並輔助其他藥味，最終形成現今廣為應用之破格救心湯，用治心力衰竭之療效也更加顯著。

醫案精選

◎案

郭某，40歲。1994年5月11日初診。從入室至診脈的5min內，連連呃逆達7次，聲高息湧，面赤如妝，舌淡水滑，六脈沉細，痛苦不堪。詢其始末，因其經營小煤窯，心勞力拙。常覺口舌乾燥，眼冒金星。粗知醫，自認火症，服三黃石膏湯半劑，夜半發呃，至今5晝夜，中西藥罔效。

處方：炙甘草60g，製附子、乾薑、吳茱萸各30g（開水沖洗7次），公丁香、鬱金各10g，紅參15克（另燉），生半夏30g，鮮生薑30g，薑汁20ml（對入），大棗20枚，加冷水1,500ml，文火取濃汁500ml，少量多次服。

後遇於街頭，告知服藥約3分之1劑已癒，唯覺精神委頓而已。

按患者平素操勞過度，氣血虧虛而出現口舌乾燥、眼冒金星等症，患者誤用苦寒藥，致寒邪收斂過度成水寒龍火飛之勢。連連呃逆、聲高息湧、面赤如妝為不當位之熱，舌淡水滑、六脈沉細為北方寒邪過盛之真面目。主症為呃逆，可知元陽之氣欲從中脫，中氣欲絕。故重用薑附之輩以破寒冰、回陽氣，合生半夏助足陽明胃經戊土之氣下降，固中土。量大力專，一劑得效。

二、呂英主任醫師運用四逆湯治療牛皮癬案

呂英主任醫師師從李可老中醫，深得李老真傳，並將傳統文化與中醫學融會貫通，善於治療婦科、兒科疾病及其他疑難雜症。臨證時將先天後天八卦、河圖洛書、五運六氣、六經辨證、十二經脈、臟腑學說相貫穿，尤其對於人身一氣周流之圓運動有細膩入微的理解和應用。

呂英主任醫師認為治病當求本，此本為生命之根本，從高的層面上講，它對應於天地、宇宙的本源，從低的層面上講，它對應於「人活一口氣」之氣。天地乃大宇宙，人身一小宇宙，人因天地陰陽二氣往復流行而生，故人身小宇宙的運行不離天地大宇宙之規律。人身氣機之圓運動與天地圓運動相合則健康無病，與天地之圓運動相逆則化生百病。作為中藥之草木、金石亦為天地所生，其生存地域、時間、取用部位決定其所享賦天地之偏氣，利用藥物之偏氣來糾正人身不圓之圓運動。故臨

床辨證在於判斷一氣流行出現障礙的方位、正邪強弱的對比，透過拿捏選擇藥物和劑量，最終使人身之圓運動與天地之圓運動相合，也即和於道。

呂英主任醫師對於四逆湯類方的應用：認為四逆湯立方立足於四方，而北方坎卦中一絲真陽乃人身立命之本，所以臨證時應立足北方分析一氣周流於四方之氣的運行規律，四方之氣為坎卦的變現，故四逆湯可以應對臨床多種疾病；乾薑用量大於附子、附子用量大於乾薑時為通脈四逆湯，而乾薑之用量取決於中央戊己土之圓運動燥溼失調的情況；四逆湯加山茱萸應用於北方生發之力、東方升發之力俱不足的疾病，山茱萸不僅可以補足厥陰肝經乙木之體，又可助乙木之用；四逆湯加烏梅應用於北方不足合併西方收斂之力不足而出現相火不藏，烏梅味酸，察肝經木氣之溫升，色黑質潤察水氣之精，收斂之中又帶有春季萌發之性，降而復升，故可有效收斂北方根氣不足導致之相火外浮。

醫案精選

◎案

劉某，男，65歲。2007年8月31日初診。主訴：右側足背牛皮癬20餘年。症見：右側足背部皮膚局部增厚、質硬，可見片狀丘疹，色暗紅，上見白色乾燥皮屑。口乾，喜涼飲，舌稍紅，苔薄白，脈弦緊。

處方：製附子24g，乾薑24g，炙甘草50g。5劑。

用法：每2日1劑，加水500ml，文火煎至300ml，分2次子（23時至1時）、午（11時至13時）二時辰初時冷服。

按患者主要表現為右側足背部皮膚病變，然「冰凍三尺非一日之寒」，此必因經脈不通，寒邪凝滯，氣血津液長期不得濡養病位而成。「陽化氣，陰成形」之理，不僅適用於生理亦適用於病理，故氣化之病易治，往往可短期取效，有形之物難化，需長期作戰。北方為生命圓運動之根，經脈不通必有北方根氣不足存在，該患者皮膚症狀為標，非一時可解，應立足北方坎卦位先扶正為要，方用四逆湯。「口乾，喜涼飲」可知足陽明胃經戊土之氣太過，故服用方法順其勢而為之，熱藥冷服，偷渡上焦。脈弦緊為寒邪閉束，陽氣不申之表現。

二診：9月13日。周身皮膚搔癢，伴難入睡，脈左沉緊，右浮關弦，中沉取尺弦，緊象較前消失。

處方：製附子24g，乾薑24g，炙甘草50g，生龍骨、生牡蠣各30g，山茱萸45g。10劑。

用法：每日1劑，加水1,000ml，文火煎至300ml，分2次服。

按服上藥後，脈緊之象消失，可知寒邪化掉一部分，然出現全身搔癢等症。最外一層寒冰得化，北方陽氣萌動，厥陰風木之氣隨之上升，然由於北方寒邪仍較重，圓運動之根基不穩，木氣升發過度，至南方氣鬱不得開。「諸痛癢瘡，皆屬於心」，心與南方相應，南方氣機鬱滯，手少陰心經丁火之氣不得疏散故癢。「陽入陰則寐」，丁火之氣不降，陽不入陰故難入

睡。生龍骨、生牡蠣為金石之物，質硬而重，可助陽氣潛藏，山茱萸補木之體，助木氣之用。

三診：9月21日。右足背牛皮癬變軟，難入睡，間有咽乾癢作咳，牙痛，舌稍紅，苔薄白，中有裂紋，脈右和緩，左沉。

處方：龜板15g（先煎），生龍骨、生牡蠣各30g，砂仁10g（碎），製附子24g，乾薑24g，炙甘草48g，活磁石30g，童子尿30ml（自備），菟絲子15g，骨碎補30g，僵蠶10g，百合30g。5劑。

用法：2日1劑，加水1,000ml，文火煎至300ml，分2次服。

按部分寒邪得化之後，陽氣生發，新一輪圓運動開始。正邪是一家，邪氣隨正氣一起升動，升發過度鬱結於南方，用藥物開鬱火並助其下降，經中土的伏藏，轉化為正常的火氣，並發揮溫煦作用，邪轉為正，故病灶部位變軟，病情好轉。仍有難入睡、咽乾癢等，乃火氣不收，游溢各處出現相應病症。在原方基礎上加強潛降之力，方中龜板味鹹性寒，得水氣之精；金石類屬金，活磁石可吸引他物，更得金氣收斂之氣。

四診：10月26日。病史如前，舌稍紅，苔中薄白，右脈縱向滑動，左脈滑如豆。

處方：製附子15g，乾薑15g，炙甘草30g，紅參15g，山茱萸30g，生龍骨、生牡蠣各30g，砂仁15g（碎）。3劑。

用法：每日1劑，加水800ml，文火煎至200ml，分2次服。

五診：11 月 16 日。足背牛皮癬減輕，局部按壓時有痠軟感，舌稍紅，苔白，脈弦。

處方：製附子 18g，乾薑 15g，炙甘草 36g，山茱萸 24g，生龍骨、生牡蠣各 27g。10 劑。

用法：每 3 日 1 劑，加水 800ml，文火煎至 100ml，1 次服。

按四診時脈已無弦象，以滑為主，可知此時寒冰轉化為水溼，經轉化後產生有形之邪不同於固有之邪，在原方基礎上加砂仁，運中土，助水溼排出。此時邪氣衰弱、正氣亦虛，故加紅參收斂正氣，為下一輪圓運動蓄積能量。五診中症狀進一步好轉，病灶根基已動搖，脈象復現為弦，可知在圓運動一輪輪運轉中寒邪被層層轉化。此時脈弦而位於指下，不同於初診之弦，此時寒邪已淺。處方減砂仁、紅參，復二診治法。

六診：12 月 27 日。牛皮癬無改善，怕熱，周身膚癢，舌稍紅，苔白，右關弦尺虛，左指下滑。

處方：蔥白 2 根（自備）、蟬蛻 10g，白鮮皮 10g，製附子 18g，乾薑 15g，炙甘草 36g，山茱萸 24g，生龍骨、生牡蠣各 27g。10 劑。

用法：每日 1 劑，加水 500ml，文火煎至 100ml，1 次服。

七診：2008 年 2 月 15 日。足背牛皮癬局部皮膚變軟，皮屑消失，腰痠，舌尖稍紅，苔薄，脈指下。

處方：製附子6g，乾薑6g，炙甘草12g，山茱萸12g，蔥白3分之1根（自備）。3劑。

用法：每3日1劑，加水500ml，文火煎至100ml，1次服。隨訪堅持服用1個月，每3天1劑。病癒。

按寒冰層層融化，邪已至表，再次出現怕熱、皮膚癢等症狀，因正勝邪卻，勝利在望，此時指標無閉門留寇之慮，故可採用標本兼治之法，加用蟬蛻、白鮮皮等。七診時足背症狀已幾近痊癒，故減小藥物用量，緩緩調理而癒。臨床上，牛皮癬為難治之症，然本例醫案中卻用不到1年時間取效。關鍵在於根據脈證分析病情，認清標本，不管牛皮癬之病名，亦不為標症所迷惑，只管圓運動之一氣流行存在障礙之部位。始終立足北方恢復正氣，抓住主要矛盾加減變化輔助藥味，正勝邪卻，身體修復損傷部位。

三、朱章志教授運用四逆湯的臨床經驗

朱章志教授從醫幾十年，一直潛心研究《黃帝內經》、《傷寒論》等中醫學經典著作，形成了自己獨特的中醫學思路。認為診療過程中應始終貫穿道法自然、醫易同源、天人合一的思想，結合天地的圓運動規律以及人體陽氣運行的圓運動規律來處方用藥。將傷寒六經學說與中醫的整體觀學說結合進行研究，認為天地之氣的運行符合圓運動規律，而每個人出生的時空決定了他所處與天地圓運動的某一點，天、地、人之間的相互關係

對人的生命特徵、體質特點、性格趨向、發病規律等有一定的影響。辨證診療中將患者出生時天地的圓運動、就診時天地的圓運動以及患者自身的圓運動相結合，從而確定處方藥物，展現了五運六氣學說的精神。在此理論指導下的未病先防的治療特色，不僅提高了臨床療效，更贏得了患者的一致好評。朱師認為娛樂設施的增加、生活工作壓力的增大，以及飲食、作息的不合理導致現代人體質虛弱，發病多外感、內傷同時存在，單純的表證、實證臨床很難遇見。病情複雜用攻伐藥祛邪恐身體不受，用清涼滋補藥恐邪氣收斂於內。對應於圓運動理論，攻伐藥相當於圓運動左路之升發，滋補藥相當於右路之斂降，若左升右降的藥物同時應用，而各有側重則可恢復機體某一層次的圓運動，不致出現上述弊端。圓運動恢復以後，人體自身自會祛邪外出。故朱師臨床上主張合方，扶正與祛邪同治，更注重扶正。朱師常用基礎方由四逆湯、理中湯、麻桂劑等組成，當患者表現為心悸、多汗、面色紅、脈大不斂等症，辨為陽氣收斂不足者，加大山茱萸、紅參之用量，減少停用麻黃、桂枝等，並適時使用龍骨、牡蠣，以加強圓運動右降之力；當患者表現為面色晦暗、舌苔濁膩、脈沉有力等症，辨為寒邪陰濁之氣強盛而底氣亦足者，則重用附子、細辛、吳茱萸等開破藥物，減量或不用收斂藥物，加強圓運動左升之力。「左右者，陰陽之道路也」，當主動出擊，助正氣祛邪時，則重在左路之升，當適時收斂、蓄積力量時，則重在右路之降。

第二章　經方現代應用與拓展研究

醫案精選
◎案

楊某，女，33歲。2006年11月初診。患者自覺頸項部、胸背部、雙足等多部位冷感，似有寒痰凝滯；伴痰多，色白；汗出多，休息時亦有汗出；口乾，飲水多；小便清長，夜尿頻多；舌質淡暗，邊有齒印，苔白，脈弦細。面色黃晦，目胞黑。平素易感冒，畏寒喜溫。辨證屬少陰、厥陰陽虛，寒溼凝結。治以四逆湯、麻黃附子細辛湯合當歸四逆加吳茱萸生薑湯。

處方：製附子（先煎30min）25g，乾薑25g，炙甘草30g，當歸15g，桂枝20g，白芍15g，細辛（後下）6g，大棗30g，吳茱萸12g（沸水洗2次），生薑30g，邊條參（另煎汁對入）12g，麻黃6g，白朮15g，茯苓30g。5劑。

二診：患者訴服5劑藥後周身頓感舒暢，冰冷感大為減輕，似有暖流從身體經過；汗出減少，解出大便較多，次數增多，便後無不適感，睡眠亦較之前好轉；查舌脈同前。效不更方，繼服5劑而癒。

按患者主要症狀表現為怕冷，此乃寒邪內盛，收斂過度所致。如自然界陽光不得普照之處，有常年積雪者；北方收斂過度，陽氣不得升達，不到之處則惡寒嚴重。飲食轉化為水穀精微之後，經脾氣的輸布作用上達於肺，肺經收斂過度，通行不利，精微凝結於肺，故痰多、色白；「陽者衛外而為固也」，陽氣不得通達於表，表氣失固，故汗多；寒盛水液不化，故飲水

多而不解渴,並有夜尿頻數;舌苔白、有齒印、脈弦,亦為寒溼之表現,同時兼有脈細,可知久寒已入裏,體亦不足。用藥選擇四逆湯、麻黃附子細辛湯、當歸四逆加吳茱萸生薑湯之合方,主要立足於北方對治寒水過盛、久寒入裏,輔以細辛疏通經脈、助陽氣由裏出表,加麻黃、白朮、茯苓開啟邪之去路。藥力迅速加之患者年齡尚處於中年,故5劑明顯好轉,10劑痊癒。

參考文獻

[01] 趙鳴芳。隨證治療是中醫經典用藥模式 [J]，2013

[02] 閻愛榮，張宏。附子的藥理研究 [J]，2008

[03] 襲又明，方莉，林華等。附子不同部位及其炮製品生物鹼的含量比較 [J]，2013

[04] 陳德興等。神農本草經 [M]，2012

[05] 張明發，蘇曉玲，沈雅琴。乾薑現代藥理研究概述 [J]，1996

[06] 陳存標，陳秀榕。乾薑止瀉作用的藥理實驗 [J]，1994

[07] 周靜，楊衛平。乾薑的臨床應用及藥理研究進展 [J]，2011

[08] 張明發，段涇雲，沈雅琴等。乾薑「溫經止痛」的藥理研究 [J]，1992

[09] 王奇。《傷寒論》方中炙甘草炮製方法探析 [J]，2013

[10] 金宏。淺談甘草藥理作用 [J]，2000

[11] 楊明，劉小彬，黃慶德。附子甘草配伍減毒增效機制探析，2003

[12] 吳謙。醫宗金鑑 [M]，2006

[13] 陶弘景。名醫別錄 [M]，1986

參考文獻

[14]　李時珍。本草綱目 [M]，2010

[15]　黃煌。張仲景 50 味藥證（3 版）[M]，2008

[16]　田代華。黃帝內經素問 [M]，2005

[17]　嚴用和。嚴氏濟生方 [M]，2012

[18]　秦之楨。傷寒大白 [M]，2012

[19]　龔信。古今醫鑑 [M]，1997

[20]　羅天益。衛生寶鑑 [M]，2011

[21]　危亦林。世醫得效方 [M]，2006

[22]　王懷隱。太平聖惠方 [M]，1958

[23]　熊曼琪。傷寒論 [M]，2011

[24]　陳明，劉燕華，李芳。劉渡舟驗案精選 [M]，2007

[25]　張國駿。成無己醫學全書 [M]，2004

[26]　陳修園。陳修園醫學全書 [M]，2011

[27]　孫思邈。備急千金要方 [M]。，1997

[28]　葛洪。肘後備急方 [M]，2005

[29]　張景岳。景岳全書 [M]，1994

[30]　何金榮。四逆加人參湯治療急證二則 [J]，1996

[31]　肖文君。經方治療小兒遺尿症 [J]，1999

[32]　宋宗福。「回陽救逆」法應用體會 [J]，2000

[33]　吳靜山。驗案兩則 [J]，1959

[34] 白光中，李孔定。對茯苓四逆湯證的病機認識 [J]，1983

[35] 蔣子富。談茯苓四逆湯之用茯苓 [J]，1982

[36] 姚耿圳，鄒旭。試論茯苓四逆湯證 [J]，2011

[37] 吉益東洞。方機 [M]，1955

[38] 尾臺榕堂。類聚方廣義 [M]，2009

[39] 葉可夫。茯苓四逆湯在心臟疾病中的應用 [J]，1999

[40] 郭恆岳。茯苓四逆湯治療慢性頭痛的經驗 [J]，2005

[41] 陳品需。茯苓四逆湯臨床運用體會 [J]，2003

[42] 白祺宗。茯苓四逆湯臨床運用一得 [J]，1992

[43] 周連三等。茯苓四逆湯臨床運用經驗 [J]，1965

[44] 陳無擇。三因極一病症方論 [M]，2007

[45] 陳師文等。太平惠民和劑局方 [M]，1997

[46] 吳昆。醫方考 [M]，1985

[47] 吳勤瑞。乾薑附子湯新用 [J]，1998

[48] 龔英順，傅元陸，龔濟蒼。經方扶陽治驗 5 則 [J]，2011

[49] 馮崇環。乾薑附子湯加味治療煩躁一例 [J]，1985

[50] 李培生。傷寒論講義（第一版）[M]，1985

[51] 巨邦科。白通湯臨床應用驗案 3 則 [J]，2009

[52] 葉勇。白通湯加味治療高血壓病 [J]，2000

[53] 尚福林，梁國柱。產後腹瀉驗案 1 則 [J]，1996

參考文獻

[54] 彭清華。論暴盲 [J]，2010

[55] 李筱圃。婦產科醫案五則 [J]，1979

[56] 南京中醫藥大學。傷寒論譯釋 [M]，2010

[57] 萬全。萬氏家傳傷寒摘錦 [M]，1984

[58] 馬湖蕩。通脈四逆湯治療心動過緩 36 例 [J]，2001

[59] 譚福天，王麗榮。通脈四逆湯在周圍血管疾病中的運用，1993

[60] 倪凱遠。通脈四逆湯治發熱 [J]，1994

[61] 聶小平。通脈四逆湯加味治療痛痹 [J]，1984

[62] 滕婕。關於中醫辨證「真寒假熱」病例的探討，1960

[63] 呂志傑等。仲景方藥古今應用 [M]，2000

[64] 柯琴。傷寒來蘇集 [M]，1998

[65] 李紅霞。烏梅丸加減治療結腸炎驗案舉隅 [J]，1991

[66] 竇有業，杜蓉。四逆湯的臨床應用與實驗研究進展 [J]，2008

[67] 繆萍，裘福榮，蔣健。四逆湯化學物質基礎及配伍機制的研究進展 [J]，2014

[68] 程宇慧，序工鐵，侯世祥。四逆湯新製劑—滴丸和栓劑與藥典四逆湯的比較 [J]，1990

[69] 南京藥學院。藥劑學 [M]，1979

[70] 北京醫學院。工業藥劑學的理論與實踐，1984

[71] 程宇慧，廖工鐵，侯世祥。四逆湯栓劑的研究 [J]，1990

[72] 王付。四逆湯合方辨治諸疼痛 [J]，2010

[73] 成無己。注解傷寒論 [M]，1978

[74] 陶節庵。傷寒六書 [M]，1990

[75] 張志民，徐柏英。對張仲景用附子的研究 [J]，1957

[76] 潘澄濂。附子在《傷寒雜病論》諸方配伍中的作用探討 [J]，1990

[77] 王叔和。脈經 [M]，1998

[78] 王軍梅。加味四逆湯對心腎陽虛型慢性心衰患者中醫症候及心功能的影響 [J]，2016

[79] 廖華，郭小梅。慢性心力衰竭診斷與治療新進展 [J]，2011

[80] 徐嬌雅，祝光禮。中醫藥治療慢性心力衰竭實驗研究進展 [J]，2013

[81] 鄭筱萸。中藥新藥臨床研究指導原則（試行）[M]，2002

[82] LE D C, JOHNSON R A, BLNGHAM J B, et al. Heart failure in outpatients: a randomized trial of digoxin versus placebo[J]，1982

[83] 張豔，禮海，王彩玲。淺談慢性心衰中醫病名病機研究 [J]，2011

參考文獻

[84] 董曉斌，孔立。慢性心力衰竭的中醫病機演變探討 [J]，2011

[85] 何澤雲。張錫純臨證運用山萸肉經驗初探 [J]，2012

[86] 楊敬。血府逐瘀湯加減治療頑固性失眠 52 例臨床觀察 [J]，2011

[87] 趙曉薇。葶藶當歸四逆湯治療慢性肺心病體會 [J]，2002

[88] 孫中蘭，徐同印。中西醫結合治療肺心病合併心功能衰竭 60 例 [J]，2004

[89] 胡全忠，劉玉傑。四逆湯治療急性心功能不全一例 [J]，2012

[90] 顧寧，黃燕，汪靜等。益心舒膠囊對冠心病心功能不全患者心功能的影響 [J]，2010

[91] 蔣梅先。談談慢性心功能不全的中醫分期論治 [J]，2005

[92] 吳佳銘，尹中，張培等。中醫辨證論治慢性心功能不全的研究進展 [J]，2012

[93] 張豔。慢性心衰的中醫辨證與分子生物學研究初探 [J]，2002

[94] 徐重白，賈堅，吳中華。慢性心衰中醫辨證分型及規範化治療與預後的相關性 [J]，2011

[95] 馬中夫，王友成。心衰病症的中醫詮釋及治療 [J]，2001

[96] 段文慧,鄭思道,苗陽等。慢性心力衰竭中醫證型與心功能關係探討 [J],2010

[97] 段文慧,李立志,王承龍等。急性心肌梗塞中醫症候分布及與心功能相關性的研究 [J],2010

[98] 賀澤龍。充血性心力衰竭中醫證型的臨床回顧性調查研究 [J],2003

[99] 周斌,郭洪濤。益氣養陰化瘀利水治療慢性心功能不全 [J],2005

[100] 張文群,周端。周端辨治慢性心功能不全的臨床經驗 [J],2007

[101] 鄭軍,劉金玲。中西醫結合治療氣虛血瘀型慢性充血性心力衰竭 37 例 [J],2011

[102] 俞鳳英。加味真武湯治療慢性心功能不全 54 例 [J],2009

[103] 胡志宇,王友蘭,舒曄。溫陽利水強心顆粒和真武湯顆粒的藥效學實驗研究 [J],2003

[104] 孫德昱,陳玉。真武湯加味治療慢性心力衰竭 30 例療效觀察 [J],2011

[105] 張曉傑。葶藶大棗瀉肺湯加味治療肺心病心力衰竭臨床觀察 [J],2008

[106] 陳紅霞,高華。葶藶大棗瀉肺湯治療心力衰竭體會 [J],2002

參考文獻

[107] 閆俊慧，宋俊生，馬路。經方辨治腎源性水腫 [J]，2011

[108] 龔人愛。慢性腎病性水腫中醫證治簡況 [J]，2012

[109] 趙斌。腎性水腫辨治述略 [J]，2011

[110] 楊海燕，董靜秋。試談水腫病從肺脾腎的論治 [J]，2003

[111] 章凱。腎性水腫病從肝論治 [J]，2012

[112] 王俊英。李時珍辨治水腫用藥思路淺析 [J]，2011

[113] 張玉輝。四逆湯治療疑難雜症臨床探討 [J]，2010

[114] 梁華龍。少陰少陽樞機證治異同論 [J]，2008

[115] 岳勝利。鄭欽安「陽主陰從」學術思想發揮 [J]，2008

[116] 鄭欽安原著唐步祺闡釋 [M]，2006

[117] 中藥新藥臨床研究指導原則 [M]，1993

[118] 陳亮，賈彥壽，趙成等。四逆湯臨床應用體會 [J]，2005

[119] 王倩，熊家軒。四逆湯之臨證發揮 [J]，2005

[120] 湖南省中醫藥研究所。湖南省老中醫醫案選 [M]，1981

[121] 岳美中。岳美中醫案集 [M]，1978

[122] 許小遜。通脈四逆加豬膽汁湯臨床應用 [J]，1963

[123] 俞長榮。傷寒論匯要分析 [M]，1985

[124] 唐祖宣等。附子湯的臨床辨證新用 [J]，1981

[125] 張大炳。四逆湯治療危急重症驗案三則 [J]，1992

[126] 王長宏，楊福軒。四逆湯加味治療喉痹 30 例 [J]，1997

[127] 陳擁軍，龐曉鍾。李鴻娟主任醫師治療慢性支氣管炎經驗 [J]，2008

[128] 李連洪。四逆湯合生脈飲治癒休克 1 例報告 [J]，1992

[129] 陳志厚，鄭明鋒。四逆湯合苓桂朮甘湯治療寒溼腰痛初探 [J]，2015

[130] 嚴娟。四逆湯加味治療術後傾倒綜合症 [J]，1999

[131] 朱曉俊。四逆湯合生脈散治療緩慢性心律失常 7 例 [J]，2008

[132] 王洪泰，李洪善。四逆湯治療鼻衄崩漏案 [J]，1985

[133] 李鳳儒，韓金花。四逆湯新用舉隅 [J]，1999

[134] 司勝林，張敏。王付教授運用四逆湯辨治雜病三則 [J]，2010

[135] 陳灝珠。西醫內科學（第三版）[M]，1992

[136] 何紹奇。現代中醫內科學 [M]，1991

[137] 謝煥榮。四逆湯治療嬰幼兒腹瀉臨床體會 [J]，2007

[138] 梁學仁，杜芳年。用四逆湯加味治療冷性蕁麻疹一例 [J]，1980

[139] 馬傳武。四逆湯治療頭面部疾患 [J]，2015

[140] 高建偉，倪亞平。鄭重光運用當歸四逆湯辨治厥陰病特色 [J]，2008

[141] 呂英。《傷寒論》四逆湯方名分析及臨床應用 [J]，2011

[142] 李巧瑩，于蘭。含有附子方劑的歸納分析 [J]，2012

[143] 鄧天潤。《傷寒論》厥證淺識 [J]，2011

[144] 傅文錄。陽虛肝寒證證治發揮 [J]，2011

[145] 郭晨。《素圃醫案》「傷寒治效」中四逆湯的應用淺探 [J]，2014

[146] 李可。李可老中醫急危重症疑難病經驗專輯 [M]，2006

[147] 馬春玲，張桂榮，朱章志。經方發微及治驗拾萃 3 則 [J]，2009

[148] 鄭欽安。鄭欽安醫學三書 [M]，2006

[149] 盧崇漢。扶陽講記 [M]，2006

[150] 劉力紅，孫永章。扶陽論壇 [M]，2009

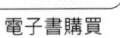

國家圖書館出版品預行編目資料

回陽妙方四逆湯 / 楊建宇，楊志敏，鄭佳新 主編 . -- 第一版 . -- 臺北市：崧燁文化事業有限公司 , 2025.05
面；　公分
POD 版
ISBN 978-626-416-619-5(平裝)
1.CST: 中藥方劑學
414.6　　　　　　　　114006121

回陽妙方四逆湯

主　　　編：	楊建宇，楊志敏，鄭佳新
發 行 人：	黃振庭
出 版 者：	崧燁文化事業有限公司
發 行 者：	崧燁文化事業有限公司
E - m a i l：	sonbookservice@gmail.com
粉 絲 頁：	https://www.facebook.com/sonbookss/
網　　址：	https://sonbook.net/
地　　址：	台北市中正區重慶南路一段 61 號 8 樓

8F., No.61, Sec. 1, Chongqing S. Rd., Zhongzheng Dist., Taipei City 100, Taiwan

電　　話：	(02) 2370-3310	傳　　真：	(02) 2388-1990
印　　刷：	京峯數位服務有限公司		
律師顧問：	廣華律師事務所 張珮琦律師		

-版權聲明

本書版權為中原農民出版社所有授權崧燁文化事業有限公司獨家發行繁體字版電子書及紙本書。若有其他相關權利及授權需求請與本公司聯繫。
未經書面許可，不可複製、發行。

定　　價：420 元
發行日期：2025 年 05 月第一版
◎本書以 POD 印製